AF199737

Mein 5-Minuten-Rauchstopp-Tagebuch
ist die ideale Ergänzung zum Buch von Jogi Friese:

Genug geraucht.
Mit Achtsamkeit raus aus dem fiesen Hamsterrad.

Als Taschenbuch, E-Book und Hörbuch
erhältlich im ausgesuchten Fachhandel.

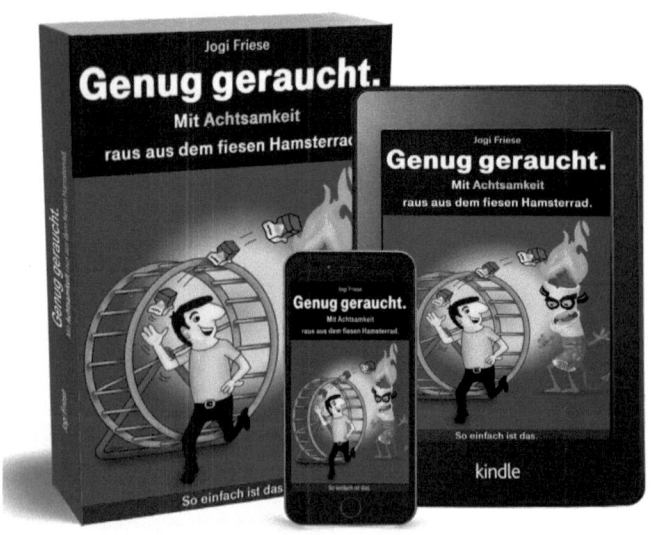

Mehr Infos auf www.genug-geraucht.de

Über mich

Haben Sie dieses Buch gefunden?
Bitte wenden Sie sich an folgende Person:

Name: _____

Geburtstag: _____

Straße: _____

Stadt/ Plz.: _____

Telefon: _____

E-Mail: _____

Foto

Mein 5-Minuten

Rauchstopp-Tagebuch

Impressum

© März 2020 Jogi Friese
Illustration und Lektorat: Marion Zantop
Fotos: Adobe Stock 230222427
Fotosearch K14682964
Vectorstock 14661851
Herstellung und Verlag:
BoD – Books on Demand, Norderstedt

Bibliografische Information der Deutschen Nationalbibliothek:
Die Deutsche Nationalbibliothek verzeichnet diese Publikation
in der Deutschen Nationalbibliografie; detaillierte bibliografische Daten sind im Internet über dnb.dnb.de abrufbar.

9 783750 494770

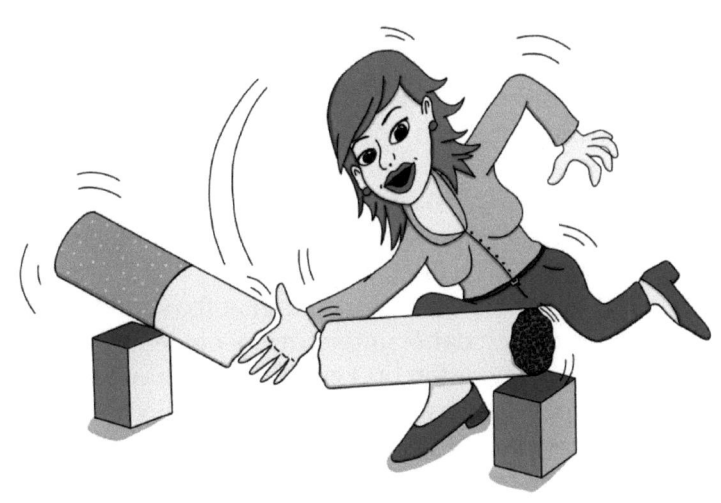

BESIEGEN SIE
DEN NIKOTINTYRANNEN
MIT DER EINFACHEN TECHNIK
DER ACHTSAMKEIT AUF DEM WEG
DES GERINGSTEN WIDERSTANDES.

SIE AHNEN JA SCHON,
WAS SIE ZURÜCKGEWINNEN:
MEHR GESUNDHEIT, MEHR FREIHEIT,
MEHR LEBENSENERGIE, MEHR GELD.

SIE SIND DER HELD, UM DEN ES HIER GEHT.
BLEIBEN SIE AM BALL UND GEWINNEN SIE
ALLES WIEDER ZURÜCK.

DIES IST KEIN GEWÖHNLICHES TAGEBUCH.

Dieses besondere Tagebuch enthält 90 Doppelseiten mit positiven Leitsätzen und überzeugenden Zitaten. Es soll Ihnen dabei helfen, für Ihrem Rauchstopp die nötige Motivation und Willenskraft aufzubauen, damit Sie die ersten 12 Wochen achtsam, glücklich, frei, unbekümmert und so leicht wie möglich überstehen.
Über 150 motivierende Leitsätze und aufbauende Zitate werden Sie täglich dabei unterstützen, ein lebenslanger Nichtraucher zu werden und zu bleiben. Betrachten Sie das „5-Minuten-Rauchstopp-Tagebuch" als Ihren Freund, Ihre Stütze, Ihren Halt und lesen Sie es sich in regelmäßigen Abständen immer wieder durch. Es wird Ihr Selbstbewusstsein und Ihre Durchhaltevermögen nachhaltig stärken.

DIE 90-TAGE-ENTWÖHNUNGSSTRATEGIE.

Die Rauchentwöhnung dauert nicht etwa ein paar Stunden oder Tage, sondern mehrere Wochen, mitunter sogar einige Monate, wenn man es vermeiden will, wieder rückfällig zu werden. Glauben Sie mir: Es wird von Tag zu Tag, von Woche zu Woche erträglicher.

„NUR DIESER TAG ZÄHLT" –
MIT DER TECHNIK HALTEN SIE GARANTIERT DURCH.

„Nur dieser Tag zählt." Das ist die Schlüsseltechnik, die Sie stark macht und Sie in den ersten 12 schwierigeren Wochen der Tabakentwöhnung über die Runden bringen wird. Lassen Sie das Nichtrauchen zur festen, unumstößlichen Absicht werden. Wenn Ihnen im Alltag eine Routine-Situation zu stressig erscheint und Sie in diesem Moment unbedingt eine rauchen wollen, dann nutzen Sie doch die Technik des geringsten Widerstandes und Aufwandes. Lassen Sie die Situation liegen. Lassen Sie sie ruhen und konzentrieren Sie sich kurz auf etwas, was Sie in diesem Moment vom Stress ablenkt. Atmen Sie dann tief durch, gehen Sie vielleicht an die frische Luft und bewegen Sie sich dort ein paar Minuten. Malen Sie, wenn Ihnen danach ist, ein Mandala aus. Hören Sie Musik, essen oder trinken Sie etwas Gutes oder lesen Sie sich Ihre Motivationsliste (die 65 Leitsätze für ein Leben ohne Zigarette) durch. Hauptsache, Sie lassen sich nicht vom armseligen Gejammer Ihres verhungernden Nikotintyrannen beeinflussen.

Bitte seien Sie sich darüber im Klaren, dass das Rauchen Ihre Probleme nicht löst, sondern das Problem an sich darstellt. Machen Sie es sich in Routine-Situationen immer wieder deutlich, dass das Qualmen nicht verhandelbar ist, denn Sie wissen, nur ein einziger Griff zur Gift-Kippe und Sie sind wieder zurück in der Sklaverei des Nikotinteufels. Machen Sie sich jeden Tag bewusst, wie fürchterlich Sie sich fühlen würden, wenn Sie ab jetzt wieder Ihre gewohnte Menge an Zigaretten rauchen müssten und wie fantastisch es ist, einfach frei zu sein.

Seien Sie stolz über jede einzelne nicht gerauchte Zigarette. Blicken Sie zurück auf jede rauchfreie Stunde und begeistern Sie sich über jeden Augenblick, in dem Sie standhalten. Erkennen Sie schwierige Momente und überlegen Sie sich, wie es Ihnen bei einer ähnlichen Situation in Zukunft leichter fallen könnte. Vielleicht hilft es Ihnen, auszurechnen, wie viel Geld Sie jeden Tag sparen und für schönere, nützlichere Dinge ausgeben können. Lassen Sie sich von einer der zahlreichen guten Apps auf Ihrem Handy unterstützen. Es gibt viele davon. Sie zeigen Ihnen zum Beispiel eine klare Statistik, wie viel Stunden Sie nicht geraucht, was Sie an Lebenszeit zurückgewinnen konnten oder welche Zahl von Glimmstängeln Sie nicht rauchen mussten.

DER LOHN DER MÜHE – WIE SIE PROFITIEREN WERDEN.

Sobald Sie nicht mehr unter den Entzugserscheinungen leiden, die das Rauchen bislang alle 20 bis 30 Minuten in Ihnen verursacht, werden Sie Ihre Zigaretten überhaupt nicht mehr vermissen. Denn bereits nach wenigen Tagen ist das Nikotin in Ihrem Körper fast vollständig abgebaut. Allerdings haben Sie es für eine gewisse Zeit noch mit leichten Entzugssymptomen zu tun. Es tut mir leid, aber da müssen Sie leider durch. Diese Symptome vergehen so ähnlich wie eine leichte Erkältung. Sie können in den ersten paar Tagen durchaus intensiver sein, werden dann jedoch allmählich schwächer. Es fällt Ihnen anschließend von Woche zu Woche leichter, den Rauchstopp gelassenen durchzuführen.

Wenn Sie bislang etwa 6.000 bis 7.000 Mal im Jahr die Erfahrung machten, dass es sich beim Rauchen nur um die Illusion einer beglückenden Belohnung handelt, dann haben Sie sich die letzten Jahrzehnte intensiv darauf konditioniert. Rechnen Sie einmal aus, wie viele Zigaretten Sie in Ihrem Leben bislang rauchten und fragen Sie sich bitte, ob ein Rauchstopp mal eben ganz leicht, in wenigen Tagen und vor allem ganz ohne Vorbereitung funktionieren würde. Wahrscheinlich wohl nicht, und wenn, dann nur mit großem mentalem Aufwand und wenig Aussicht auf Erfolg. Diesen psychischen und physischen Kraftakt und sehr wahrscheinlichen Misserfolg möchte ich Ihnen gerne ersparen und habe deshalb dieses Nichtrauchertagebuch für Sie verfasst.

Wir wünschen Ihnen viel Spaß und Erfolg für die wichtigste Entscheidung Ihres Lebens, ein glücklicher und zufriedener Nichtraucher zu sein.

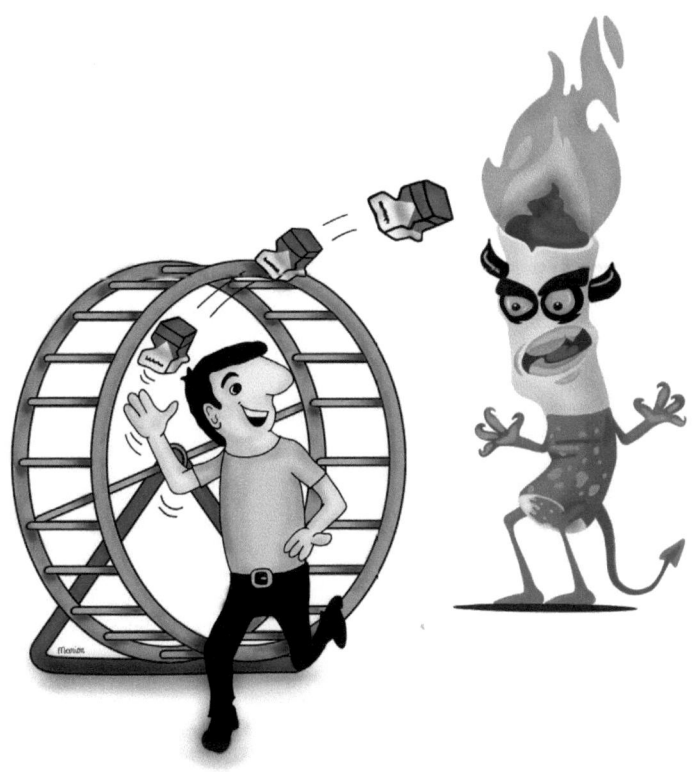

Die ganz wichtigen Tage meines Rauchstopps.

Manche Tage haben aufgrund der Ereignisse eine ganz besondere Bedeutung. Schreiben Sie hier bitte den Grund für Ihre Aufzeichnungen rein. Eine Reihenfolge ist dafür unwichtig. Blättern Sie von Zeit zu Zeit zu diesen wichtigen Tagebucheintragungen, die Sie gerne noch einmal lesen und verinnerlichen möchten.

Der ganz besondere Tag   Seite
Zum Beispiel: Widerstanden, besonders stolz, Hochgefühl etc...

_____   _____

_____   _____

_____   _____

_____   _____

_____   _____

_____   _____

_____   _____

_____   _____

_____   _____

_____   _____

_____   _____

_____   _____

_____   _____

Ich bin raus aus dem Modus Autopilot

und bestimme mein Leben

wieder selbst.

Mein Tag *1* als Nichtraucher. Beschreibe deinen Tag.

Zum Beispiel: Welche Momente waren schwierig, welche problemlos?
Was habe ich dagegen getan? Wieviel Geld konnte ich sparen?...etc.

_____

_____

_____

_____

_____

_____

_____

_____

_____

_____

Wie hast du dich heute gefühlt?

	Stark	Mittel	Schwach
Nikotinentzug (Schlechte Konzentration; Hektik, Aufregung, Unruhe)	☐	☐	☐
Allgemeinbefinden (Mutlosigkeit, Bedrücktheit, Verzweiflung)	☐	☐	☐
Verlangen (Zwang, Bedürfnis)	☐	☐	☐

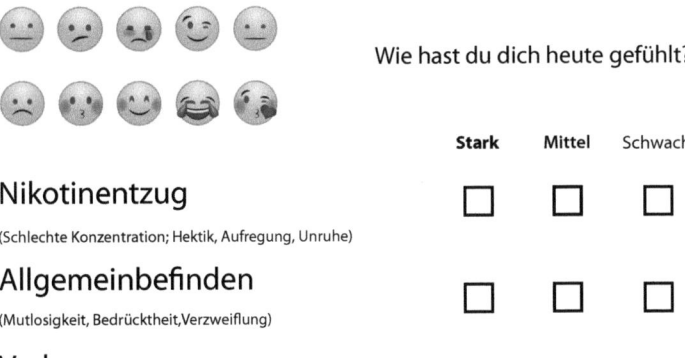

In einem
Jahr
wirst du dir wünschen,
du hättest
heute
damit angefangen.

Karen Lamb

Es war in der Tat
die wichtigste Entscheidung meines Lebens.
Denn was ist wichtiger als die Gesundheit?

Mein Tag 2 als Nichtraucher. Beschreibe deinen Tag.

Zum Beispiel: Welche Momente waren schwierig, welche problemlos?
Was habe ich dagegen getan? Wieviel Geld konnte ich sparen?...etc.

_____

_____

_____

_____

_____

_____

_____

_____

_____

_____

_____

Wie hast du dich heute gefühlt?

	Stark	Mittel	Schwach
Nikotinentzug (Schlechte Konzentration; Hektik, Aufregung, Unruhe)	☐	☐	☐
Allgemeinbefinden (Mutlosigkeit, Bedrücktheit, Verzweiflung)	☐	☐	☐
Verlangen (Zwang, Bedürfnis)	☐	☐	☐

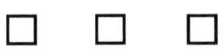

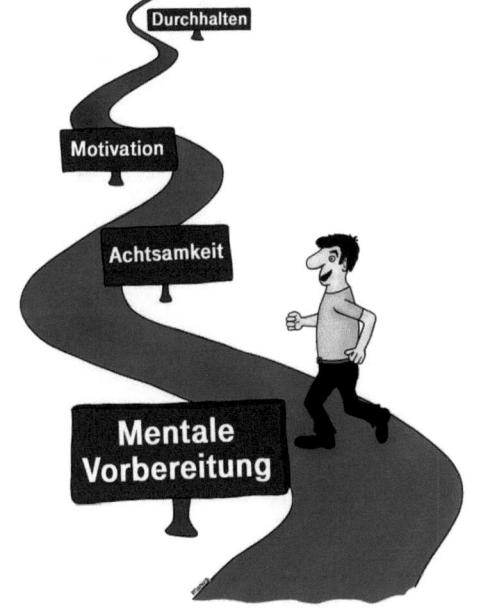

> Ich weiß: Gesundheit ist nicht alles,
> aber ohne Gesundheit
> ist alles nichts.

Mein Tag 3 als Nichtraucher. Beschreibe deinen Tag.

Zum Beispiel: Welche Momente waren schwierig, welche problemlos?
Was habe ich dagegen getan? Wieviel Geld konnte ich sparen? ...etc.

_____

_____

_____

_____

_____

_____

_____

_____

_____

_____

Wie hast du dich heute gefühlt?

	Stark	**Mittel**	Schwach
Nikotinentzug (Schlechte Konzentration; Hektik, Aufregung, Unruhe)	☐	☐	☐
Allgemeinbefinden (Mutlosigkeit, Bedrücktheit, Verzweiflung)	☐	☐	☐
Verlangen (Zwang, Bedürfnis)	☐	☐	☐

Die Fähigkeit,
das Wort „Nein"
auszusprechen, ist der
erste Schritt
zur Freiheit.

Nicolas Chamfort

> Das ist mein Preis als Nichtraucher:
> Mehr Freiheit, mehr Gesundheit,
> mehr Lebensqualität und mehr Geld.

Mein Tag **4** als Nichtraucher. Beschreibe deinen Tag.

Zum Beispiel: Welche Momente waren schwierig, welche problemlos?
Was habe ich dagegen getan? Wieviel Geld konnte ich sparen? …etc.

_____

_____

_____

_____

_____

_____

_____

_____

_____

_____

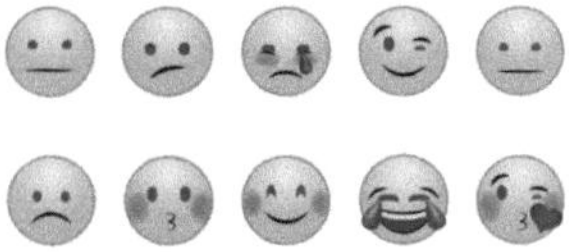

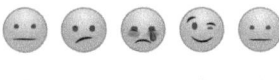

Wie hast du dich heute gefühlt?

	Stark	Mittel	Schwach

Nikotinentzug
(Schlechte Konzentration; Hektik, Aufregung, Unruhe)

☐ ☐ ☐

Allgemeinbefinden
(Mutlosigkeit, Bedrücktheit, Verzweiflung)

☐ ☐ ☐

Verlangen
(Zwang, Bedürfnis)

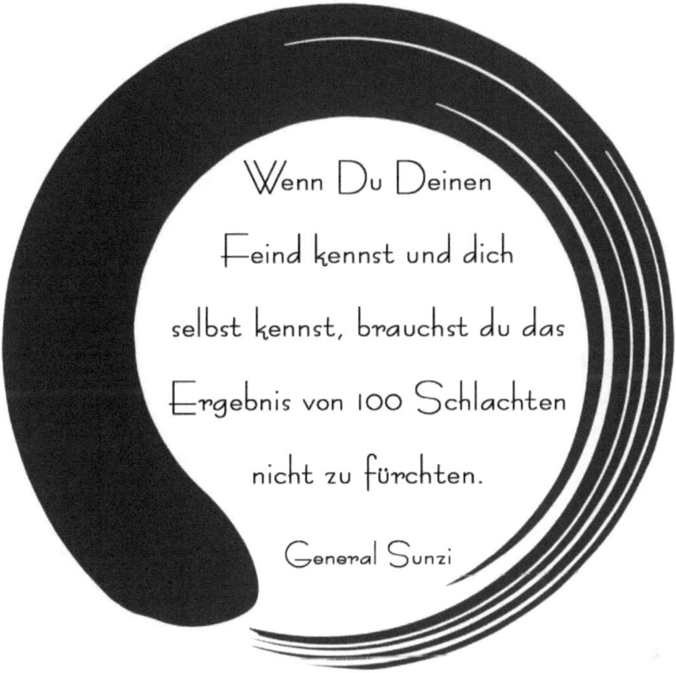

☐ ☐ ☐

Wenn Du Deinen Feind kennst und dich selbst kennst, brauchst du das Ergebnis von 100 Schlachten nicht zu fürchten.

General Sunzi

Ich bin nicht mehr

abhängig von

der Droge Nikotin.

Mein Tag *5* als Nichtraucher. Beschreibe deinen Tag.

Zum Beispiel: Welche Momente waren schwierig, welche problemlos?
Was habe ich dagegen getan? Wieviel Geld konnte ich sparen?...etc.

_____

_____

_____

_____

_____

_____

_____

_____

_____

_____

Wie hast du dich heute gefühlt?

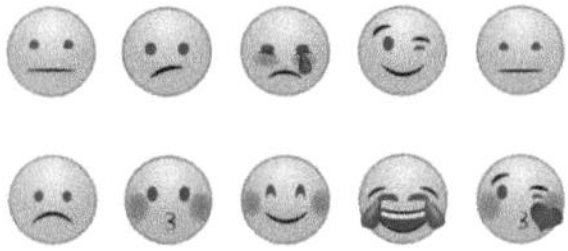

	Stark	Mittel	Schwach
Nikotinentzug	☐	☐	☐
(Schlechte Konzentration; Hektik, Aufregung, Unruhe)			
Allgemeinbefinden	☐	☐	☐
(Mutlosigkeit, Bedrücktheit, Verzweiflung)			
Verlangen	☐	☐	☐
(Zwang, Bedürfnis)			

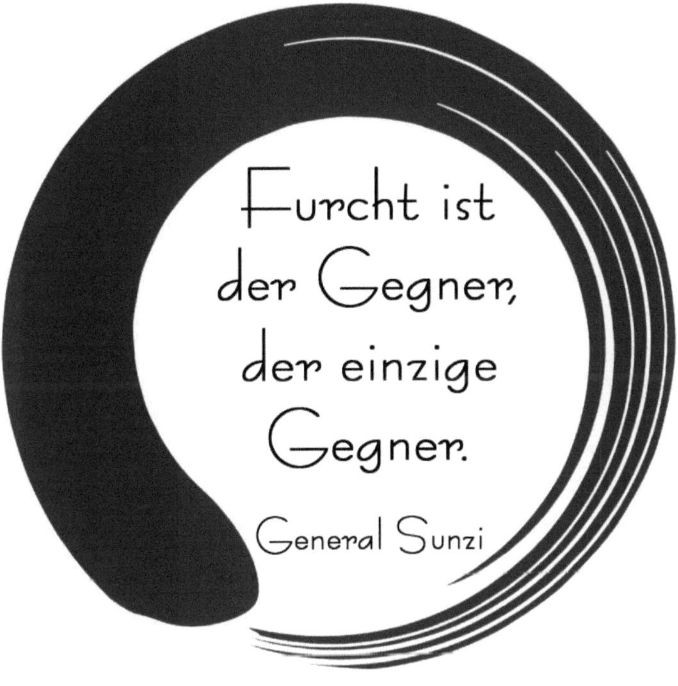

Furcht ist
der Gegner,
der einzige
Gegner.

General Sunzi

Ich achte jetzt

wesentlich mehr

auf meine Gesundheit.

Mein Tag **6** als Nichtraucher. Beschreibe deinen Tag.

Zum Beispiel: Welche Momente waren schwierig, welche problemlos?
Was habe ich dagegen getan? Wieviel Geld konnte ich sparen? ...etc.

_____

_____

_____

_____

_____

_____

_____

_____

_____

_____

Wie hast du dich heute gefühlt?

	Stark	**Mittel**	Schwach
Nikotinentzug (Schlechte Konzentration; Hektik, Aufregung, Unruhe)	☐	☐	☐
Allgemeinbefinden (Mutlosigkeit, Bedrücktheit,Verzweiflung)	☐	☐	☐
Verlangen (Zwang, Bedürfnis)	☐	☐	☐

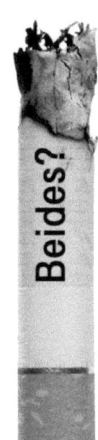

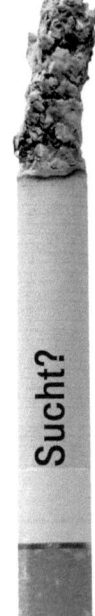

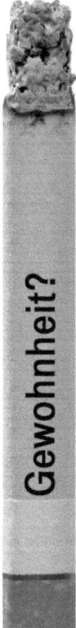

Weniger zu rauchen ist nicht möglich
und daher keine Alternative.
Deshalb ist es für mich auch nicht verhandelbar.

Mein Tag *7* als Nichtraucher. Beschreibe deinen Tag.

Zum Beispiel: Welche Momente waren schwierig, welche problemlos?
Was habe ich dagegen getan? Wieviel Geld konnte ich sparen?...etc.

_____

_____

_____

_____

_____

_____

_____

_____

_____

_____

Wie hast du dich heute gefühlt?

	Stark	**Mittel**	Schwach
	□	□	□
	□	□	□
	□	□	□

Nikotinentzug
(Schlechte Konzentration; Hektik, Aufregung, Unruhe)

Allgemeinbefinden
(Mutlosigkeit, Bedrücktheit, Verzweiflung)

Verlangen
(Zwang, Bedürfnis)

Alles, was
wir sind,
ist ein Resultat
dessen, was
wir gedacht haben.

Buddha

Als Nichtraucher habe ich weitaus weniger Stress als ein Raucher, dessen Nikotinpegel jede halbe Stunde unter das kritische Level sinkt.

Mein Tag **8** als Nichtraucher. Beschreibe deinen Tag.

Zum Beispiel: Welche Momente waren schwierig, welche problemlos?
Was habe ich dagegen getan? Wieviel Geld konnte ich sparen?...etc.

_____

_____

_____

_____

_____

_____

_____

_____

_____

_____

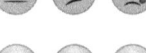

Wie hast du dich heute gefühlt?

	Stark	**Mittel**	Schwach
	☐	☐	☐

Nikotinentzug
(Schlechte Konzentration; Hektik, Aufregung, Unruhe)

Allgemeinbefinden
(Mutlosigkeit, Bedrücktheit, Verzweiflung)

☐ ☐ ☐

Verlangen
(Zwang, Bedürfnis)

☐ ☐ ☐

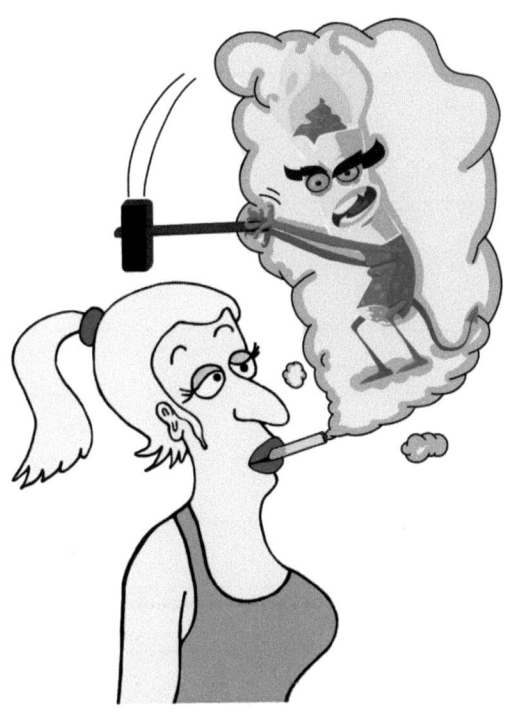

Beängstigende Hustenanfälle

gehören jetzt der

Vergangenheit an.

Mein Tag **9** *als Nichtraucher.* Beschreibe deinen Tag.

Zum Beispiel: Welche Momente waren schwierig, welche problemlos?
Was habe ich dagegen getan? Wieviel Geld konnte ich sparen? ...etc.

_____

_____

_____

_____

_____

_____

_____

_____

_____

_____

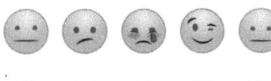

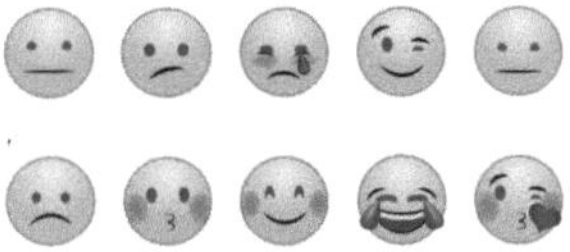

Wie hast du dich heute gefühlt?

	Stark	**Mittel**	Schwach
Nikotinentzug (Schlechte Konzentration; Hektik, Aufregung, Unruhe)	☐	☐	☐
Allgemeinbefinden (Mutlosigkeit, Bedrücktheit, Verzweiflung)	☐	☐	☐
Verlangen (Zwang, Bedürfnis)	☐	☐	☐

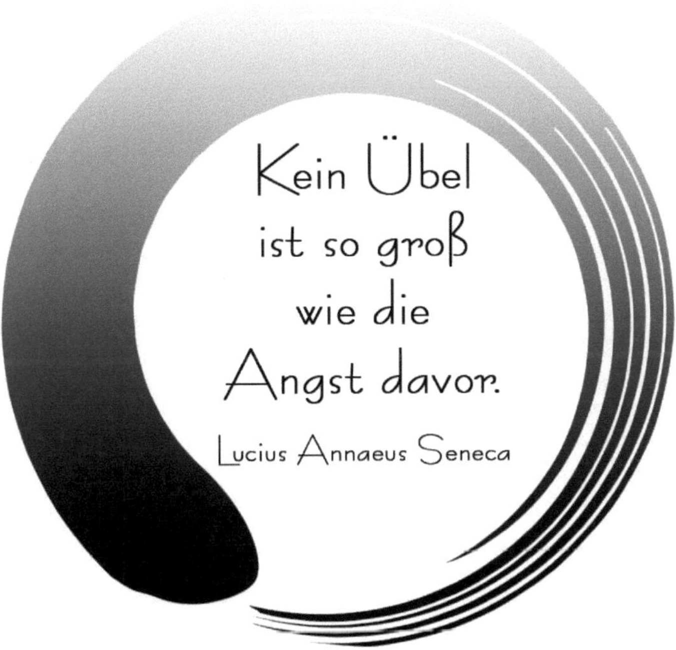

Kein Übel
ist so groß
wie die
Angst davor.
Lucius Annaeus Seneca

Ich verfüge nun

über eine bessere körperliche

und mentale Kondition.

Mein Tag **10** als Nichtraucher. Beschreibe deinen Tag.

Zum Beispiel: Welche Momente waren schwierig, welche problemlos?
Was habe ich dagegen getan? Wieviel Geld konnte ich sparen?...etc.

_____

_____

_____

_____

_____

_____

_____

_____

_____

_____

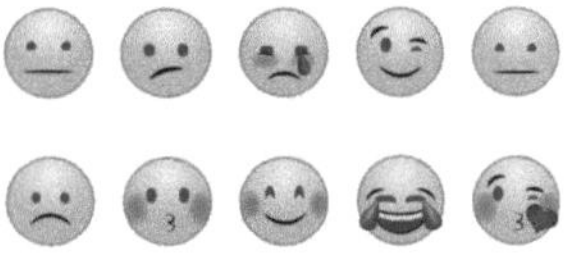

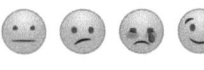

Wie hast du dich heute gefühlt?

	Stark	Mittel	Schwach
Nikotinentzug (Schlechte Konzentration; Hektik, Aufregung, Unruhe)	☐	☐	☐
Allgemeinbefinden (Mutlosigkeit, Bedrücktheit, Verzweiflung)	☐	☐	☐
Verlangen (Zwang, Bedürfnis)	☐	☐	☐

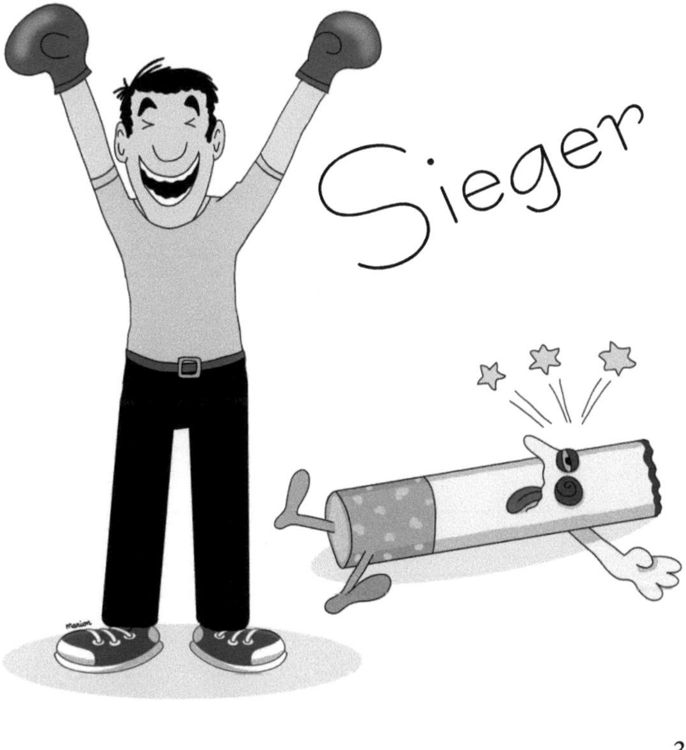

Sieger

Ich habe meine Chance,

länger zu leben,

vervielfacht.

Mein Tag **11** als Nichtraucher. Beschreibe deinen Tag.

Zum Beispiel: Welche Momente waren schwierig, welche problemlos?
Was habe ich dagegen getan? Wieviel Geld konnte ich sparen?...etc.

_____

_____

_____

_____

_____

_____

_____

_____

_____

_____

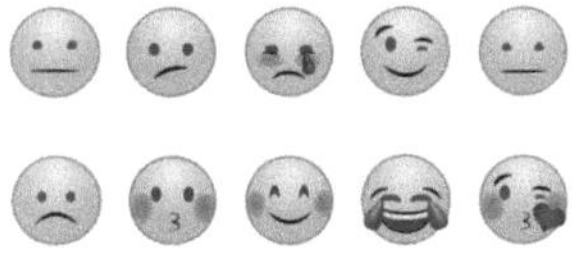

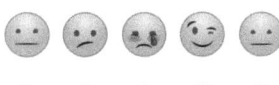

Wie hast du dich heute gefühlt?

	Stark	**Mittel**	Schwach
Nikotinentzug (Schlechte Konzentration; Hektik, Aufregung, Unruhe)	☐	☐	☐
Allgemeinbefinden (Mutlosigkeit, Bedrücktheit,Verzweiflung)	☐	☐	☐
Verlangen (Zwang, Bedürfnis)	☐	☐	☐

Das Glück

deines Lebens

hängt von

der Beschaffenheit

deiner Gedanken ab.

Marc Aurel

Meine allgemeine Lebensqualität hat sich verbessert.

Mein Tag 12 als Nichtraucher. Beschreibe deinen Tag.

Zum Beispiel: Welche Momente waren schwierig, welche problemlos? Was habe ich dagegen getan? Wieviel Geld konnte ich sparen?...etc.

_____

_____

_____

_____

_____

_____

_____

_____

_____

_____

_____

Wie hast du dich heute gefühlt?

	Stark	Mittel	Schwach
Nikotinentzug (Schlechte Konzentration; Hektik, Aufregung, Unruhe)	☐	☐	☐
Allgemeinbefinden (Mutlosigkeit, Bedrücktheit, Verzweiflung)	☐	☐	☐
Verlangen (Zwang, Bedürfnis)	☐	☐	☐

Wenn du
alles gibst,
kannst du dir
nichts vorwerfen.
Dirk Nowitzki

Ich bin der Sieger,

weil ich aufgehört habe, russisches Roulette

mit meinem Leben zu spielen.

Mein Tag **13** als Nichtraucher. Beschreibe deinen Tag.

Zum Beispiel: Welche Momente waren schwierig, welche problemlos?
Was habe ich dagegen getan? Wieviel Geld konnte ich sparen? ...etc.

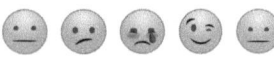

Wie hast du dich heute gefühlt?

	Stark	**Mittel**	Schwach
Nikotinentzug (Schlechte Konzentration; Hektik, Aufregung, Unruhe)	☐	☐	☐
Allgemeinbefinden (Mutlosigkeit, Bedrücktheit, Verzweiflung)	☐	☐	☐
Verlangen (Zwang, Bedürfnis)	☐	☐	☐

Chancen
multiplizieren sich,
wenn man
sie ergreift.
General Sunzi

Nahestehende, nichtrauchende Personen

müssen sich ab jetzt

keine Sorgen mehr um mich machen.

Mein Tag **14** als Nichtraucher. Beschreibe deinen Tag.

Zum Beispiel: Welche Momente waren schwierig, welche problemlos?
Was habe ich dagegen getan? Wieviel Geld konnte ich sparen?...etc.

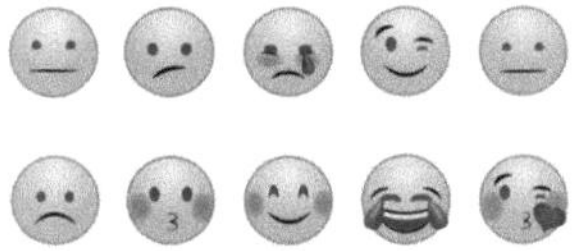

Wie hast du dich heute gefühlt?

	Stark	Mittel	Schwach
Nikotinentzug (Schlechte Konzentration; Hektik, Aufregung, Unruhe)	☐	☐	☐
Allgemeinbefinden (Mutlosigkeit, Bedrücktheit,Verzweiflung)	☐	☐	☐
Verlangen (Zwang, Bedürfnis)	☐	☐	☐

Mit dem Rauchen
aufhören ist eine
Wellnesskur
für den Körper,
die kein
Geld kostet.

Erhard Blanck

Im Gegensatz zu Rauchern

bin ich nun glaubwürdig,

wenn ich über Gesundheitsthemen rede.

Mein Tag *15* als Nichtraucher. Beschreibe deinen Tag.

Zum Beispiel: Welche Momente waren schwierig, welche problemlos?
Was habe ich dagegen getan? Wieviel Geld konnte ich sparen?...etc.

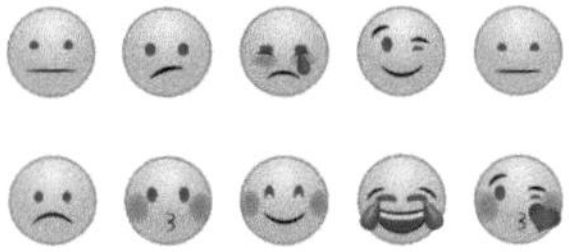

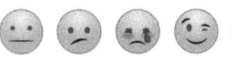

Wie hast du dich heute gefühlt?

	Stark	**Mittel**	Schwach
Nikotinentzug (Schlechte Konzentration; Hektik, Aufregung, Unruhe)	☐	☐	☐
Allgemeinbefinden (Mutlosigkeit, Bedrücktheit, Verzweiflung)	☐	☐	☐
Verlangen (Zwang, Bedürfnis)	☐	☐	☐

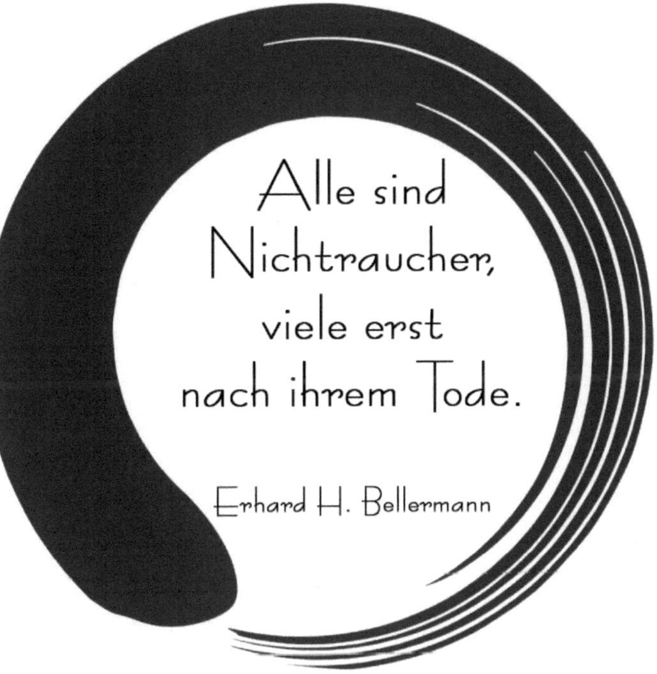

Alle sind
Nichtraucher,
viele erst
nach ihrem Tode.

Erhard H. Bellermann

Meine Haut

ist nicht mehr grau und fahl,

sondern sichtbar frischer geworden.

Mein Tag **16** als Nichtraucher. Beschreibe deinen Tag.

Zum Beispiel: Welche Momente waren schwierig, welche problemlos?
Was habe ich dagegen getan? Wieviel Geld konnte ich sparen? ...etc.

_____

_____

_____

_____

_____

_____

_____

_____

_____

_____

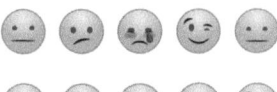

Wie hast du dich heute gefühlt?

	Stark	Mittel	Schwach
Nikotinentzug (Schlechte Konzentration; Hektik, Aufregung, Unruhe)	☐	☐	☐
Allgemeinbefinden (Mutlosigkeit, Bedrücktheit, Verzweiflung)	☐	☐	☐
Verlangen (Zwang, Bedürfnis)	☐	☐	☐

Nikotin ist ein
erlaubtes Rauschgift,
an dem tausendmal mehr
Menschen sterben,
als an allen anderen
Rauschgiften zusammen.

Waltraud Putzicha

Die Zeiten, in der ich

gelbe Finger und Zähne

vom Teer hatte, sind endgültig vorbei.

Mein Tag *17* als Nichtraucher. Beschreibe deinen Tag.

Zum Beispiel: Welche Momente waren schwierig, welche problemlos?
Was habe ich dagegen getan? Wieviel Geld konnte ich sparen?...etc.

_____

_____

_____

_____

_____

_____

_____

_____

_____

_____

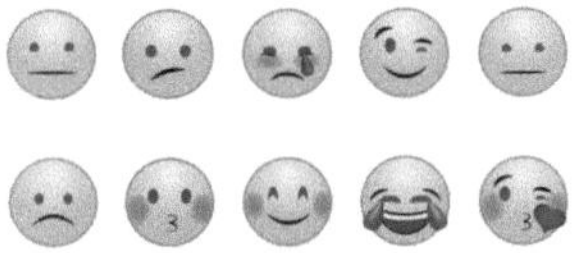

Wie hast du dich heute gefühlt?

	Stark	Mittel	Schwach
Nikotinentzug (Schlechte Konzentration; Hektik, Aufregung, Unruhe)	☐	☐	☐
Allgemeinbefinden (Mutlosigkeit, Bedrücktheit, Verzweiflung)	☐	☐	☐
Verlangen (Zwang, Bedürfnis)	☐	☐	☐

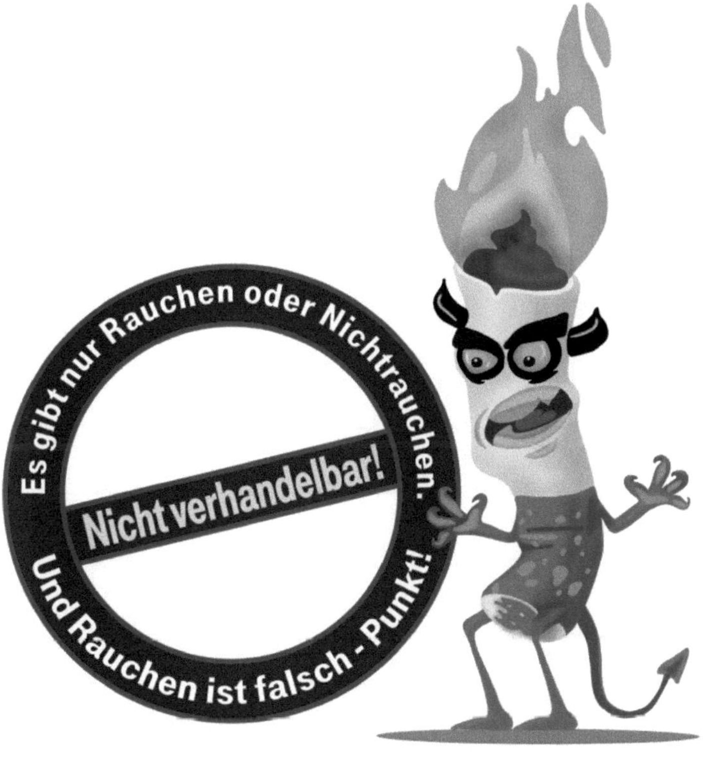

Es gibt nur Rauchen oder Nichtrauchen.
Und Rauchen ist falsch - Punkt!

Nicht verhandelbar!

47

Das gefährliche Spiel

mit meinem Leben

hat nun ein Ende.

Mein Tag **18** als Nichtraucher. Beschreibe deinen Tag.

Zum Beispiel: Welche Momente waren schwierig, welche problemlos?
Was habe ich dagegen getan? Wieviel Geld konnte ich sparen? ...etc.

_____

_____

_____

_____

_____

_____

_____

_____

_____

_____

Wie hast du dich heute gefühlt?

	Stark	**Mittel**	Schwach
Nikotinentzug (Schlechte Konzentration; Hektik, Aufregung, Unruhe)	☐	☐	☐
Allgemeinbefinden (Mutlosigkeit, Bedrücktheit, Verzweiflung)	☐	☐	☐
Verlangen (Zwang, Bedürfnis)	☐	☐	☐

Am schwersten
beim Rauchen ist
der Anfang, ist der
erst mal geschafft,
steht dem Schaden
nichts mehr im Weg.

Manfred Hinrich

Als Nichtraucher minimiere ich mein Risiko
für Schlaganfall, Herzinfarkt, Lungenkrebs
und viele andere schlimme Krankheiten.

Mein Tag 19 als Nichtraucher. Beschreibe deinen Tag.

Zum Beispiel: Welche Momente waren schwierig, welche problemlos?
Was habe ich dagegen getan? Wieviel Geld konnte ich sparen?...etc.

_____

_____

_____

_____

_____

_____

_____

_____

_____

_____

Wie hast du dich heute gefühlt?

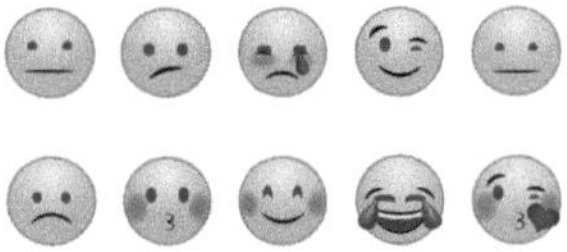

	Stark	**Mittel**	Schwach
Nikotinentzug (Schlechte Konzentration; Hektik, Aufregung, Unruhe)	☐	☐	☐
Allgemeinbefinden (Mutlosigkeit, Bedrücktheit, Verzweiflung)	☐	☐	☐
Verlangen (Zwang, Bedürfnis)	☐	☐	☐

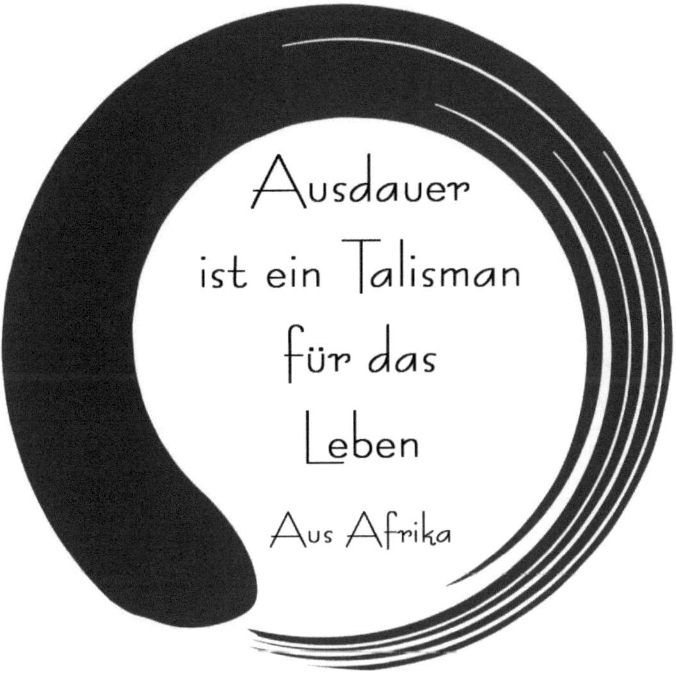

Ausdauer
ist ein Talisman
für das
Leben

Aus Afrika

51

> Ich bin jetzt
>
> physisch und mental
>
> viel ausgeglichener.

Mein Tag **20** als Nichtraucher. Beschreibe deinen Tag.

Zum Beispiel: Welche Momente waren schwierig, welche problemlos?
Was habe ich dagegen getan? Wieviel Geld konnte ich sparen? ...etc.

_____

_____

_____

_____

_____

_____

_____

_____

_____

_____

Wie hast du dich heute gefühlt?

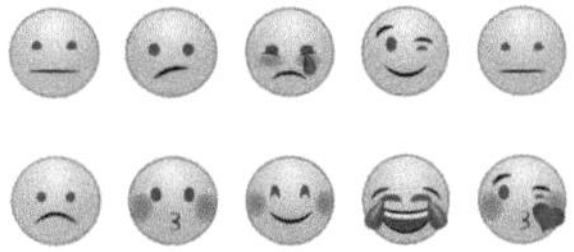

	Stark	**Mittel**	Schwach
Nikotinentzug (Schlechte Konzentration; Hektik, Aufregung, Unruhe)	☐	☐	☐
Allgemeinbefinden (Mutlosigkeit, Bedrücktheit,Verzweiflung)	☐	☐	☐
Verlangen (Zwang, Bedürfnis)	☐	☐	☐

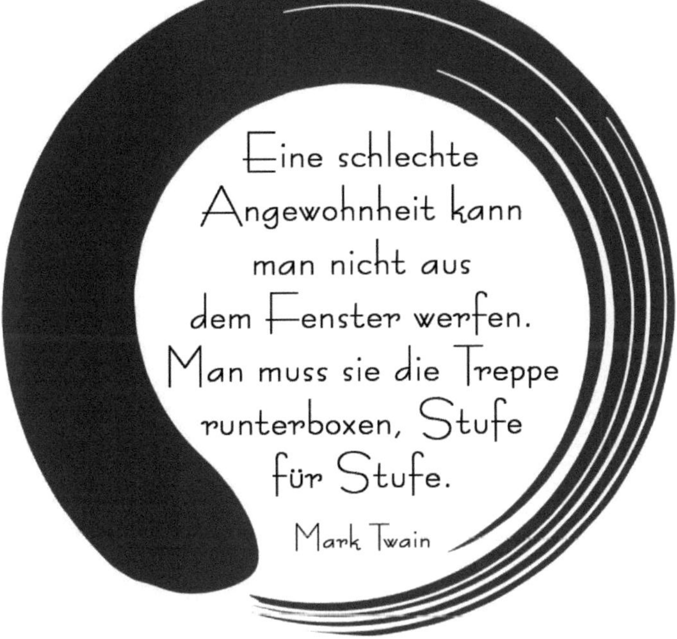

Eine schlechte
Angewohnheit kann
man nicht aus
dem Fenster werfen.
Man muss sie die Treppe
runterboxen, Stufe
für Stufe.

Mark Twain

Als Nichtraucher

habe ich die besten Chancen,

auch im Alter noch fit zu sein.

Mein Tag *21* als Nichtraucher. Beschreibe deinen Tag.

Zum Beispiel: Welche Momente waren schwierig, welche problemlos?
Was habe ich dagegen getan? Wieviel Geld konnte ich sparen? ...etc.

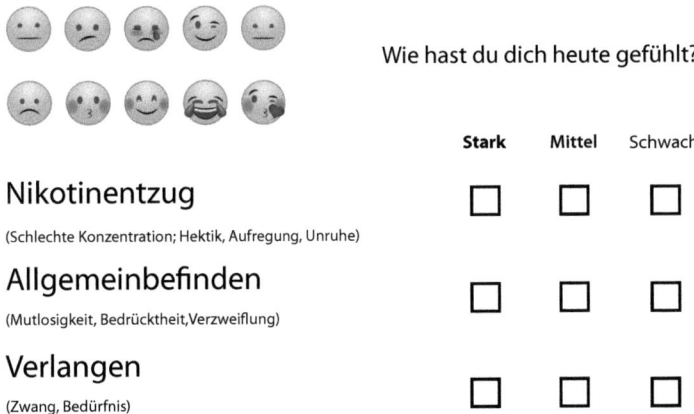

Wie hast du dich heute gefühlt?

	Stark	Mittel	Schwach
Nikotinentzug (Schlechte Konzentration; Hektik, Aufregung, Unruhe)	☐	☐	☐
Allgemeinbefinden (Mutlosigkeit, Bedrücktheit, Verzweiflung)	☐	☐	☐
Verlangen (Zwang, Bedürfnis)	☐	☐	☐

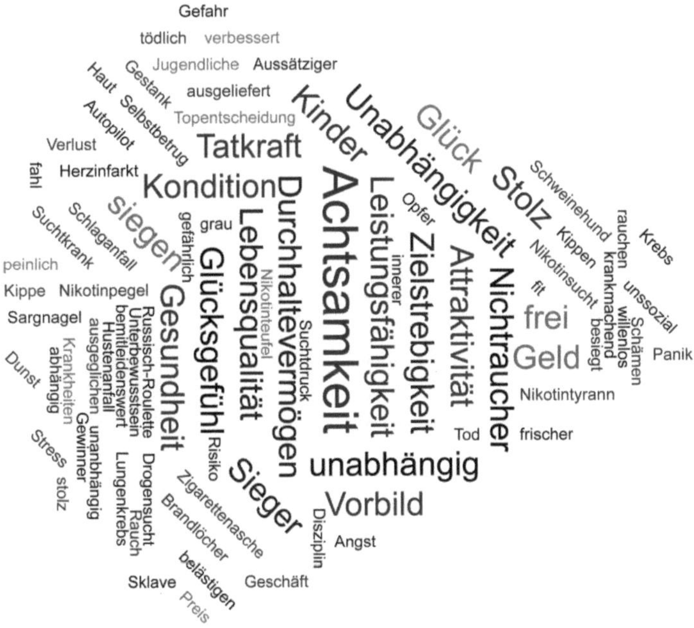

Gefahr
tödlich verbessert
Jugendliche Aussätziger
Gestank ausgeliefert
Haut Selbstbetrug Topentscheidung
Autopilot Kinder Unabhängigkeit Glück Stolz
Verlust Tatkraft Schweinehund
fahl Herzinfarkt Kondition Durchhaltevermögen Achtsamkeit Leistungsfähigkeit Nichtraucher Krebs
siegen gefährlich grau Opfer Zielstrebigkeit rauchen unsozial
Schlaganfall Nikotinpegel Lebensqualität innerer Attraktivität Nikotinsucht willenlos krankmachend
peinlich Suchtkrank Russisch-Roulette Gesundheit Glücksgefühl Nikotinteufel fit Schämen besiegt
Kippe Nikotinpegel Unterbewusstsein Suchtdruck frei Panik
Sargnagel bemitleidenswert Drogensucht Risiko Geld
Dunst mitleidenswert Rauch Zigarettenasche Nikotintyrann
Krankheiten abängig Lungenkrebs Sieger Tod frischer
ausgeglichen unabhängig Disziplin
Stress stolz Gewinner Brandlöcher unabhängig Angst
belästigen Vorbild
Sklave Preis Geschäft

55

Ich möchte das Glücksgefühl

und den Stolz, endlich ein Nichtraucher zu sein,

in meinem Leben nicht mehr missen.

Mein Tag **22** als Nichtraucher. Beschreibe deinen Tag.

Zum Beispiel: Welche Momente waren schwierig, welche problemlos?
Was habe ich dagegen getan? Wieviel Geld konnte ich sparen? ...etc.

Wie hast du dich heute gefühlt?

	Stark	**Mittel**	Schwach
Nikotinentzug (Schlechte Konzentration; Hektik, Aufregung, Unruhe)	☐	☐	☐
Allgemeinbefinden (Mutlosigkeit, Bedrücktheit, Verzweiflung)	☐	☐	☐
Verlangen (Zwang, Bedürfnis)	☐	☐	☐

Um wirklich glücklich zu sein, brauchen wir nur etwas, wofür wir uns begeistern können.

Charled Kingsley

Als Nichtraucher habe ich eindrucksvoll bewiesen, dass ich über ausreichend Motivation, Tatkraft und Zielstrebigkeit verfüge.

Mein Tag **23** als Nichtraucher. Beschreibe deinen Tag.

Zum Beispiel: Welche Momente waren schwierig, welche problemlos? Was habe ich dagegen getan? Wieviel Geld konnte ich sparen? ...etc.

_____

_____

_____

_____

_____

_____

_____

_____

_____

_____

Wie hast du dich heute gefühlt?

	Stark	**Mittel**	Schwach
	☐	☐	☐

Nikotinentzug
(Schlechte Konzentration; Hektik, Aufregung, Unruhe)

☐ ☐ ☐

Allgemeinbefinden
(Mutlosigkeit, Bedrücktheit, Verzweiflung)

☐ ☐ ☐

Verlangen
(Zwang, Bedürfnis)

☐ ☐ ☐

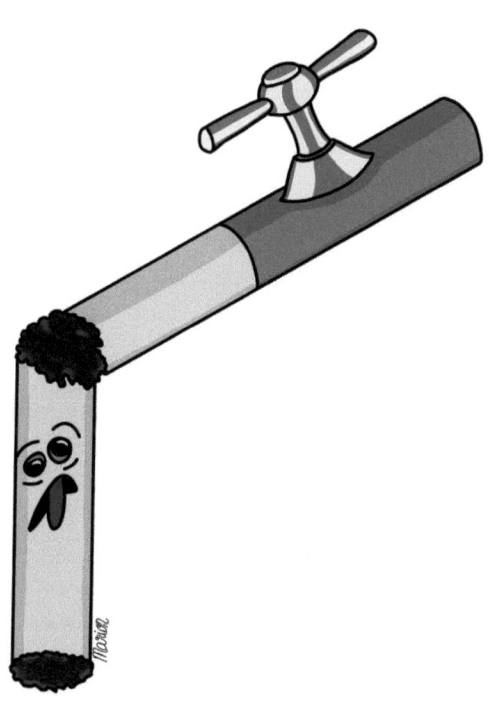

Ich bin zweifellos
ein großes Vorbild für alle,
vor allem für Kinder und Jugendliche.

Mein Tag **24** als Nichtraucher. Beschreibe deinen Tag.

Zum Beispiel: Welche Momente waren schwierig, welche problemlos?
Was habe ich dagegen getan? Wieviel Geld konnte ich sparen?...etc.

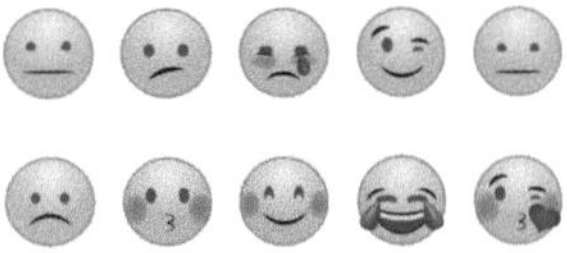

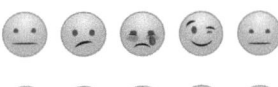

Wie hast du dich heute gefühlt?

	Stark	Mittel	Schwach
Nikotinentzug (Schlechte Konzentration; Hektik, Aufregung, Unruhe)	☐	☐	☐
Allgemeinbefinden (Mutlosigkeit, Bedrücktheit, Verzweiflung)	☐	☐	☐
Verlangen (Zwang, Bedürfnis)	☐	☐	☐

In Wahrheit
ist ein Tag
eines Rauchers
ein nicht endender
Albtraum im verkrampften
Nikotinstress
von einer Kippe
zur nächsten.

J. Friese

Mein Nikotintyrann ist besiegt.

Mein Unterbewusstsein steht mir jetzt wieder als treuer Freund und guter Berater zur Seite.

Mein Tag 25 als Nichtraucher. Beschreibe deinen Tag.

Zum Beispiel: Welche Momente waren schwierig, welche problemlos? Was habe ich dagegen getan? Wieviel Geld konnte ich sparen? ...etc.

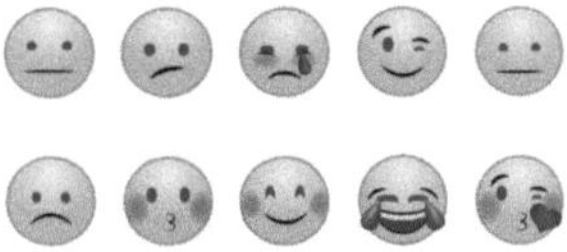

Wie hast du dich heute gefühlt?

	Stark	**Mittel**	Schwach
Nikotinentzug (Schlechte Konzentration; Hektik, Aufregung, Unruhe)	☐	☐	☐
Allgemeinbefinden (Mutlosigkeit, Bedrücktheit,Verzweiflung)	☐	☐	☐
Verlangen (Zwang, Bedürfnis)	☐	☐	☐

Dank
Durchhaltevermögen
kannst du endlich
dein Leben leben.

Erst Crameri

Als Nichtraucher habe ich große Achtung vor mir selbst. Ich muss Nichtraucher, die es ebenfalls geschafft haben, nie wieder beneiden.

Mein Tag **26** als Nichtraucher. Beschreibe deinen Tag.

Zum Beispiel: Welche Momente waren schwierig, welche problemlos? Was habe ich dagegen getan? Wieviel Geld konnte ich sparen?...etc.

_____

_____

_____

_____

_____

_____

_____

_____

_____

_____

_____

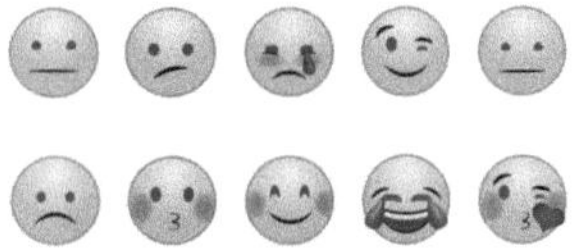

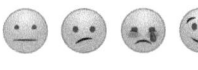 

Wie hast du dich heute gefühlt?

	Stark	Mittel	Schwach
Nikotinentzug (Schlechte Konzentration; Hektik, Aufregung, Unruhe)	☐	☐	☐
Allgemeinbefinden (Mutlosigkeit, Bedrücktheit, Verzweiflung)	☐	☐	☐
Verlangen (Zwang, Bedürfnis)	☐	☐	☐

Die Entlohnung
für die beste Entscheidung
Deines Lebens:
Mehr Gesundheit, mehr
Freiheit, mehr Lebensenergie,
mehr Lebenszeit, mehr
Selbstvertrauen und natürlich
auch mehr Geld.

J. Friese

Ich gehe nicht mehr zwanghaft im Modus „Autopilot" ins Geschäft oder zum Automaten, wenn mir die Zigaretten ausgegangen sind.

Mein Tag **27** als Nichtraucher. Beschreibe deinen Tag.

Zum Beispiel: Welche Momente waren schwierig, welche problemlos? Was habe ich dagegen getan? Wieviel Geld konnte ich sparen? ...etc.

_____

_____

_____

_____

_____

_____

_____

_____

_____

_____

_____

Wie hast du dich heute gefühlt?

	Stark	Mittel	Schwach
Nikotinentzug	☐	☐	☐

(Schlechte Konzentration; Hektik, Aufregung, Unruhe)

Allgemeinbefinden	☐	☐	☐

(Mutlosigkeit, Bedrücktheit, Verzweiflung)

Verlangen	☐	☐	☐

(Zwang, Bedürfnis)

Es wäre weitaus
effektiver, sofort mit
dem Rauchen aufzuhören,
wenn anstelle von Schockbildern
Politiker auf der
Zigarettenpackung
abgebildet wären.
Dazu der Warnhinweis:
5 Euro dieser Packung
gehören uns.

Ich verspüre keinerlei Unsicherheit, Angst,

Wut oder Panik mehr an Orten, wo das Rauchen

nicht erwünscht, verpönt oder verboten ist.

Mein Tag *28* als Nichtraucher. Beschreibe deinen Tag.

Zum Beispiel: Welche Momente waren schwierig, welche problemlos?
Was habe ich dagegen getan? Wieviel Geld konnte ich sparen? ...etc.

_____

_____

_____

_____

_____

_____

_____

_____

_____

_____

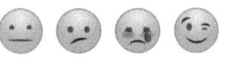

Wie hast du dich heute gefühlt?

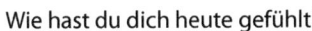

	Stark	Mittel	Schwach
Nikotinentzug (Schlechte Konzentration; Hektik, Aufregung, Unruhe)	☐	☐	☐
Allgemeinbefinden (Mutlosigkeit, Bedrücktheit,Verzweiflung)	☐	☐	☐
Verlangen (Zwang, Bedürfnis)	☐	☐	☐

Die Welt
des Rauchers
ist in der Tat
alles andere als
paradiesische Freiheit.
Sie ist vielmehr die
Hölle der Sklaverei.

J. Friese

Ich muss nie wieder wie ein Aussätziger
zum Rauchen ans Fenster, auf den Balkon,
in den Garten oder auf die Straße.

Mein Tag **29** als Nichtraucher. Beschreibe deinen Tag.

Zum Beispiel: Welche Momente waren schwierig, welche problemlos?
Was habe ich dagegen getan? Wieviel Geld konnte ich sparen?...etc.

Wie hast du dich heute gefühlt?

	Stark	**Mittel**	Schwach
Nikotinentzug (Schlechte Konzentration; Hektik, Aufregung, Unruhe)	☐	☐	☐
Allgemeinbefinden (Mutlosigkeit, Bedrücktheit, Verzweiflung)	☐	☐	☐
Verlangen (Zwang, Bedürfnis)	☐	☐	☐

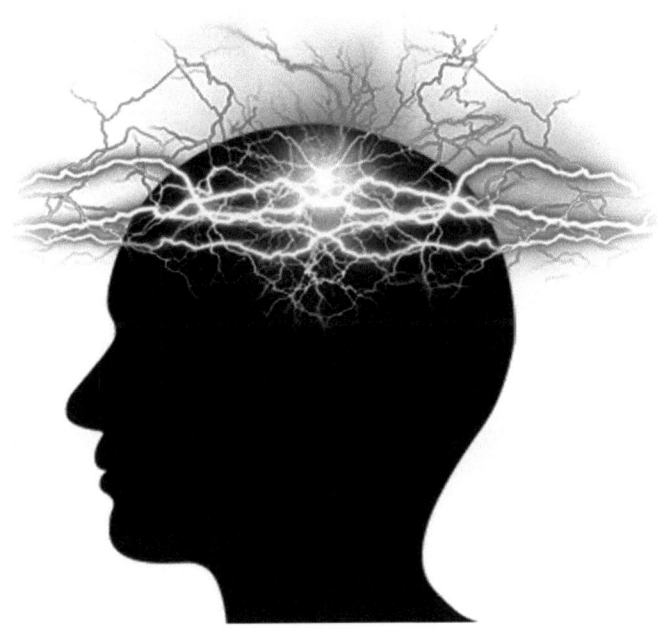

" *Klick* "

Ich belästige

und verärgere

keine Passivraucher mehr.

Mein Tag **30** als Nichtraucher. Beschreibe deinen Tag.

Zum Beispiel: Welche Momente waren schwierig, welche problemlos?
Was habe ich dagegen getan? Wieviel Geld konnte ich sparen? ...etc.

_____

_____

_____

_____

_____

_____

_____

_____

_____

_____

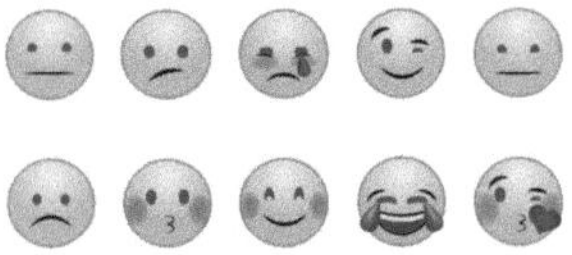

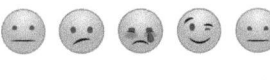

Wie hast du dich heute gefühlt?

	Stark	**Mittel**	Schwach
Nikotinentzug (Schlechte Konzentration; Hektik, Aufregung, Unruhe)	☐	☐	☐
Allgemeinbefinden (Mutlosigkeit, Bedrücktheit, Verzweiflung)	☐	☐	☐
Verlangen (Zwang, Bedürfnis)	☐	☐	☐

Guter Rat
für Raucher:
Rauche nie im Bett!
Die Asche, die
auf den Boden fällt,
könnte deine sein.

Willi Meurer

Die Panik vor einem Leben
als Nichtraucher ist endgültig vorbei.
Ich bin über alle Zweifel erhaben.

Mein Tag **31** als Nichtraucher. Beschreibe deinen Tag.

Zum Beispiel: Welche Momente waren schwierig, welche problemlos?
Was habe ich dagegen getan? Wieviel Geld konnte ich sparen? ...etc.

_____

_____

_____

_____

_____

_____

_____

_____

_____

Wie hast du dich heute gefühlt?

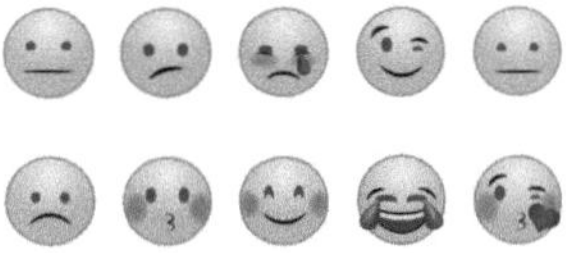

	Stark	Mittel	Schwach
Nikotinentzug (Schlechte Konzentration; Hektik, Aufregung, Unruhe)	☐	☐	☐
Allgemeinbefinden (Mutlosigkeit, Bedrücktheit,Verzweiflung)	☐	☐	☐
Verlangen (Zwang, Bedürfnis)	☐	☐	☐

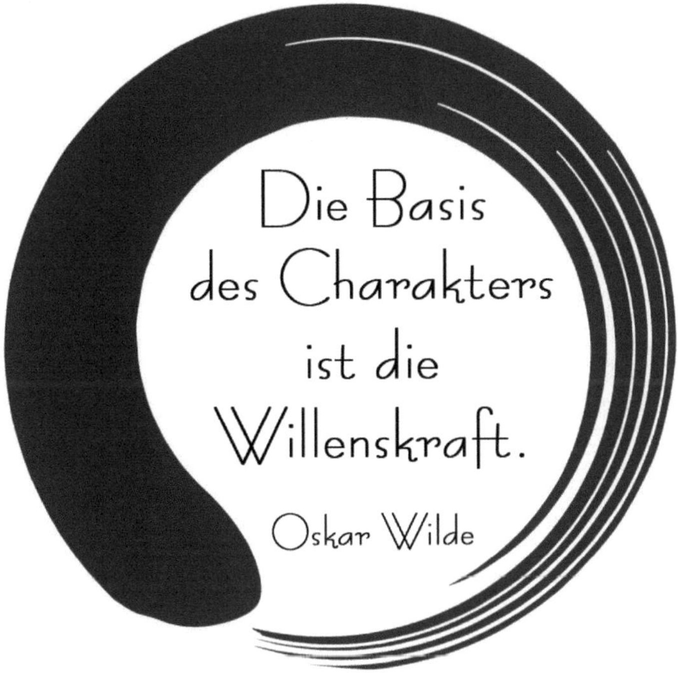

Die Basis
des Charakters
ist die
Willenskraft.

Oskar Wilde

Die fiese, verführerische und unterschwellige
Werbung der Zigarettenkonzerne
kann mich nicht mehr überzeugen.

Mein Tag **32** als Nichtraucher. Beschreibe deinen Tag.

Zum Beispiel: Welche Momente waren schwierig, welche problemlos?
Was habe ich dagegen getan? Wieviel Geld konnte ich sparen? ...etc.

Wie hast du dich heute gefühlt?

	Stark	Mittel	Schwach
Nikotinentzug (Schlechte Konzentration; Hektik, Aufregung, Unruhe)	☐	☐	☐
Allgemeinbefinden (Mutlosigkeit, Bedrücktheit, Verzweiflung)	☐	☐	☐
Verlangen (Zwang, Bedürfnis)	☐	☐	☐

Entscheidend ist nicht,
was für einen Punch du
im Boxkampf hast.
Entscheidend für den
Sieg ist, wie oft du
nach einer Niederlage wieder
in den Ring gehst."

Sylvester Stallone

Ich muss nie wieder peinlich schnorren,

wenn mir mal wieder

die Zigaretten ausgegangen sind.

Mein Tag 33 als Nichtraucher. Beschreibe deinen Tag.

Zum Beispiel: Welche Momente waren schwierig, welche problemlos?
Was habe ich dagegen getan? Wieviel Geld konnte ich sparen?...etc.

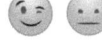

Wie hast du dich heute gefühlt?

	Stark	**Mittel**	Schwach
Nikotinentzug (Schlechte Konzentration; Hektik, Aufregung, Unruhe)	☐	☐	☐
Allgemeinbefinden (Mutlosigkeit, Bedrücktheit, Verzweiflung)	☐	☐	☐
Verlangen (Zwang, Bedürfnis)	☐	☐	☐

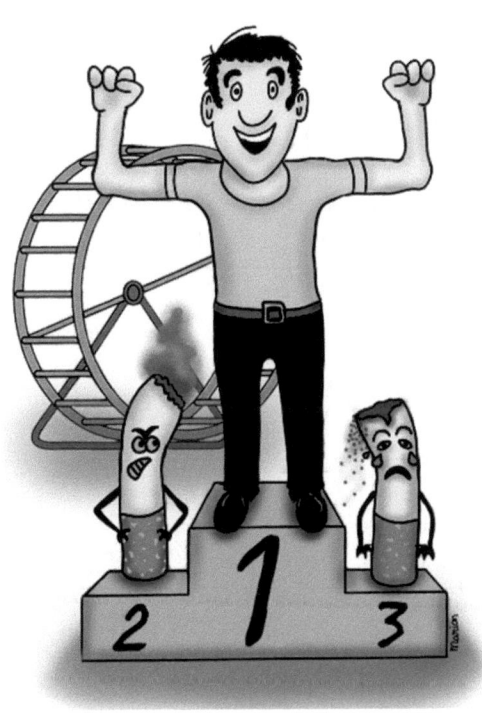

Die Zeiten, in denen ich dachte,

dass das Rauchen aufgeben

ein zu großes Opfer ist, sind definitiv vorbei.

Mein Tag 34 als Nichtraucher. Beschreibe deinen Tag.

Zum Beispiel: Welche Momente waren schwierig, welche problemlos?
Was habe ich dagegen getan? Wieviel Geld konnte ich sparen?...etc.

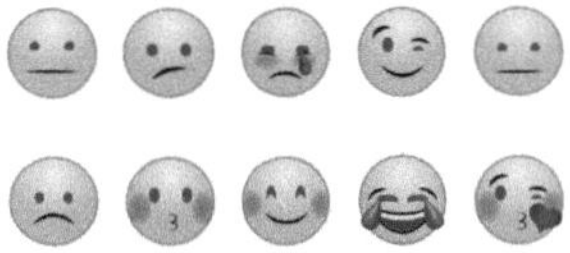

Wie hast du dich heute gefühlt?

	Stark	Mittel	Schwach
Nikotinentzug (Schlechte Konzentration; Hektik, Aufregung, Unruhe)	☐	☐	☐
Allgemeinbefinden (Mutlosigkeit, Bedrücktheit, Verzweiflung)	☐	☐	☐
Verlangen (Zwang, Bedürfnis)	☐	☐	☐

Unbändiger Wille,
Emotion, Zielstrebigkeit,
Leidenschaft sowie
Offenheit für Neues.
Wenn du es geschafft hast,
dann hast du genaus
DAS drauf.

J. Friese

Alle Menschen,

die an mir zweifelten,

wurden eines Besseren belehrt.

Mein Tag 35 als Nichtraucher. Beschreibe deinen Tag.

Zum Beispiel: Welche Momente waren schwierig, welche problemlos?
Was habe ich dagegen getan? Wieviel Geld konnte ich sparen?...etc.

Wie hast du dich heute gefühlt?

	Stark	**Mittel**	Schwach
Nikotinentzug (Schlechte Konzentration; Hektik, Aufregung, Unruhe)	☐	☐	☐
Allgemeinbefinden (Mutlosigkeit, Bedrücktheit, Verzweiflung)	☐	☐	☐
Verlangen (Zwang, Bedürfnis)	☐	☐	☐

Erfolg
ist im Grunde
nichts anderes,
als die Überwindung
der Angst vor dem
Vesagen.

John Curry

Ich werde

als ein absoluter Gewinner

betrachtet.

Mein Tag **36** als Nichtraucher. Beschreibe deinen Tag.

Zum Beispiel: Welche Momente waren schwierig, welche problemlos?
Was habe ich dagegen getan? Wieviel Geld konnte ich sparen? ...etc.

_____

_____

_____

_____

_____

_____

_____

_____

_____

_____

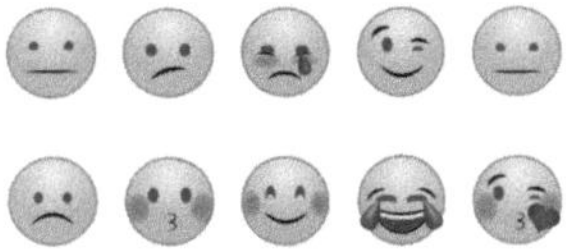

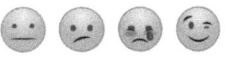

Wie hast du dich heute gefühlt?

	Stark	Mittel	Schwach
Nikotinentzug	☐	☐	☐
(Schlechte Konzentration; Hektik, Aufregung, Unruhe)			
Allgemeinbefinden	☐	☐	☐
(Mutlosigkeit, Bedrücktheit, Verzweiflung)			
Verlangen	☐	☐	☐
(Zwang, Bedürfnis)			

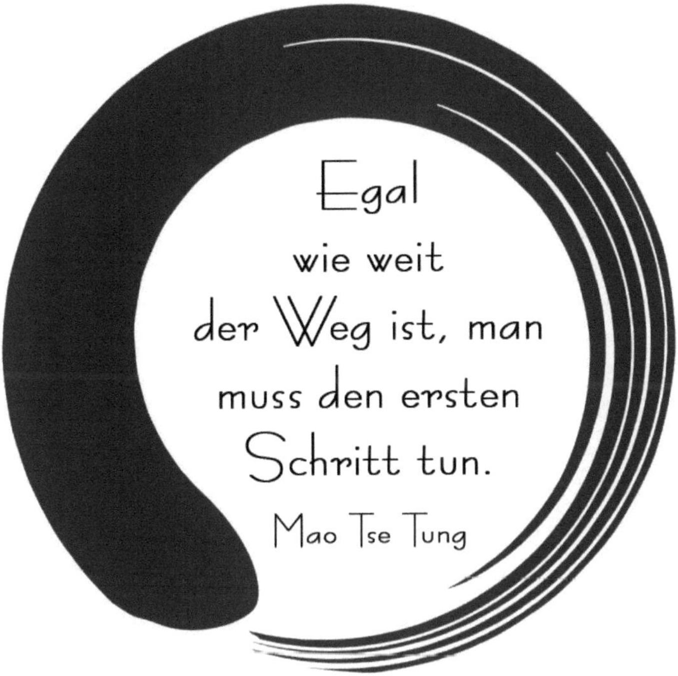

Egal
wie weit
der Weg ist, man
muss den ersten
Schritt tun.
Mao Tse Tung

Ich wirke nicht mehr unkollegial,

denn ich beanspruche während meiner Arbeit

keine zusätzlichen Raucherpausen mehr.

Mein Tag **37** als Nichtraucher. Beschreibe deinen Tag.

Zum Beispiel: Welche Momente waren schwierig, welche problemlos?
Was habe ich dagegen getan? Wieviel Geld konnte ich sparen?...etc.

_____

_____

_____

_____

_____

_____

_____

_____

_____

_____

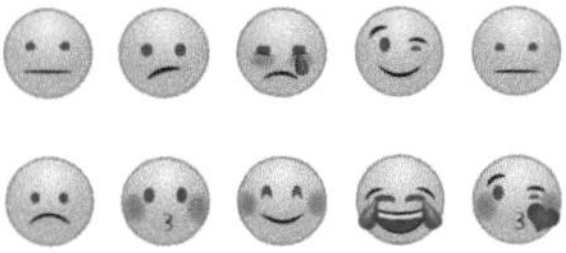

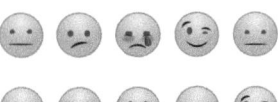

Wie hast du dich heute gefühlt?

	Stark	Mittel	Schwach
Nikotinentzug	☐	☐	☐
(Schlechte Konzentration; Hektik, Aufregung, Unruhe)			
Allgemeinbefinden	☐	☐	☐
(Mutlosigkeit, Bedrücktheit, Verzweiflung)			
Verlangen	☐	☐	☐
(Zwang, Bedürfnis)			

Rauchen ist
eine erlernte Krankheit
und die schlechte
Gewohnheit unterstützt
die Sucht dabei,
das Erlernte
nicht wieder
zu verlernen.

J. Friese

Meine Lunge

ist frei und ich atme

wieder tief durch.

Mein Tag **38** als Nichtraucher. Beschreibe deinen Tag.

Zum Beispiel: Welche Momente waren schwierig, welche problemlos?
Was habe ich dagegen getan? Wieviel Geld konnte ich sparen?...etc.

_____

_____

_____

_____

_____

_____

_____

_____

_____

_____

Wie hast du dich heute gefühlt?

	Stark	**Mittel**	Schwach

Nikotinentzug
(Schlechte Konzentration; Hektik, Aufregung, Unruhe)

☐ ☐ ☐

Allgemeinbefinden
(Mutlosigkeit, Bedrücktheit,Verzweiflung)

☐ ☐ ☐

Verlangen
(Zwang, Bedürfnis)

☐ ☐ ☐

Wenn alles gegen dich zu laufen scheint, erinnere dich daran, dass das Flugzeug gegen den Wind abhebt, nicht mit ihm.

Henry Ford

Ich

muss mich nicht mehr

für meinen Raucherhusten schämen.

Mein Tag 39 als Nichtraucher. Beschreibe deinen Tag.

Zum Beispiel: Welche Momente waren schwierig, welche problemlos?
Was habe ich dagegen getan? Wieviel Geld konnte ich sparen? …etc.

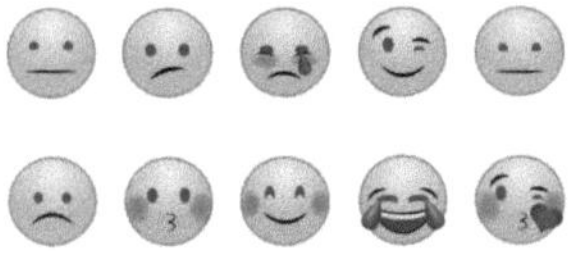

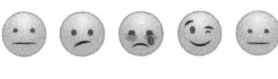

Wie hast du dich heute gefühlt?

	Stark	**Mittel**	Schwach

Nikotinentzug
(Schlechte Konzentration; Hektik, Aufregung, Unruhe)

☐ ☐ ☐

Allgemeinbefinden
(Mutlosigkeit, Bedrücktheit,Verzweiflung)

☐ ☐ ☐

Verlangen
(Zwang, Bedürfnis)

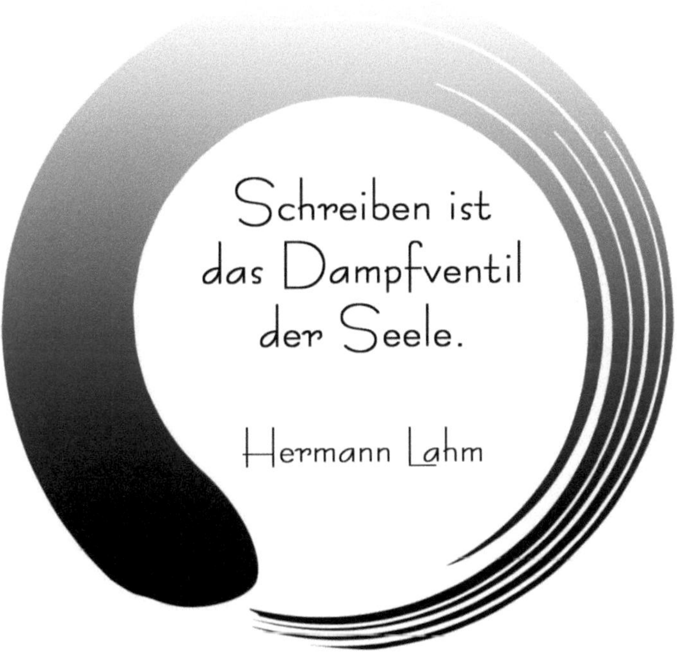

☐ ☐ ☐

Schreiben ist
das Dampfventil
der Seele.

Hermann Lahm

Meine Wohnung

und meine Garderobe

stinkt nicht mehr nach kaltem Rauch.

Mein Tag **40** als Nichtraucher. Beschreibe deinen Tag.

Zum Beispiel: Welche Momente waren schwierig, welche problemlos?
Was habe ich dagegen getan? Wieviel Geld konnte ich sparen? ...etc.

_____

_____

_____

_____

_____

_____

_____

_____

_____

_____

Wie hast du dich heute gefühlt?

	Stark	**Mittel**	Schwach
Nikotinentzug (Schlechte Konzentration; Hektik, Aufregung, Unruhe)	☐	☐	☐
Allgemeinbefinden (Mutlosigkeit, Bedrücktheit, Verzweiflung)	☐	☐	☐
Verlangen (Zwang, Bedürfnis)	☐	☐	☐

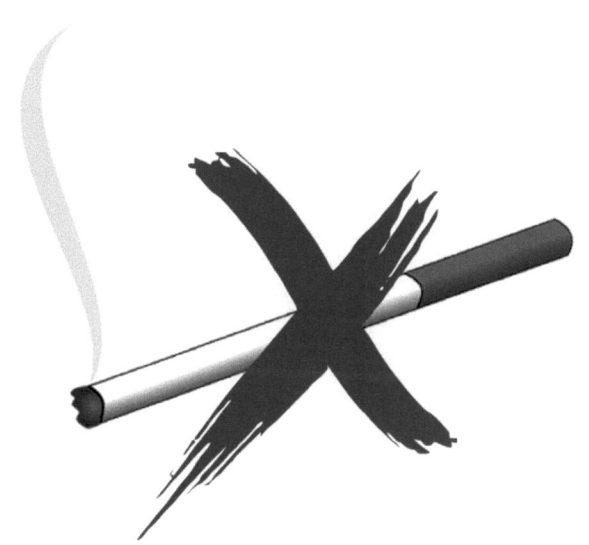

Ich bin kein

bemitleidenswerter Sklave

der Zigarettenkonzerne mehr.

Mein Tag 41 als Nichtraucher. Beschreibe deinen Tag.

Zum Beispiel: Welche Momente waren schwierig, welche problemlos?
Was habe ich dagegen getan? Wieviel Geld konnte ich sparen?...etc.

_____

_____

_____

_____

_____

_____

_____

_____

_____

_____

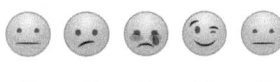

Wie hast du dich heute gefühlt?

	Stark	Mittel	Schwach
Nikotinentzug (Schlechte Konzentration; Hektik, Aufregung, Unruhe)	☐	☐	☐
Allgemeinbefinden (Mutlosigkeit, Bedrücktheit, Verzweiflung)	☐	☐	☐
Verlangen (Zwang, Bedürfnis)	☐	☐	☐

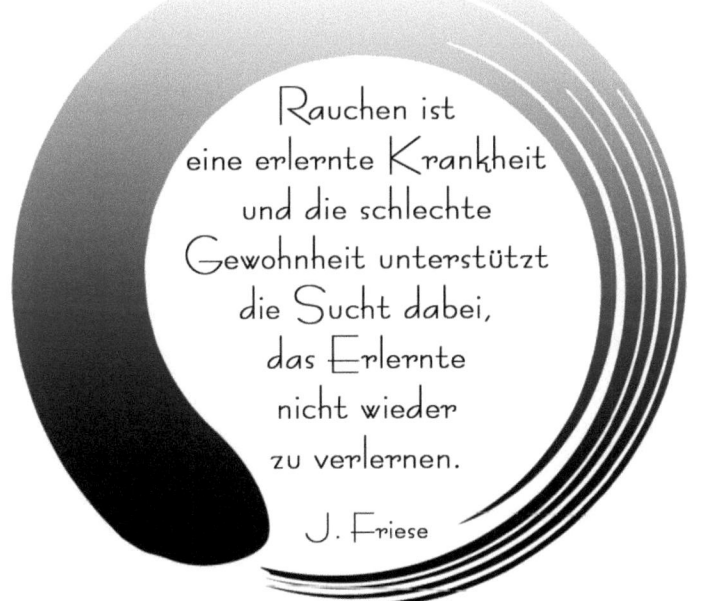

Rauchen ist
eine erlernte Krankheit
und die schlechte
Gewohnheit unterstützt
die Sucht dabei,
das Erlernte
nicht wieder
zu verlernen.

J. Friese

Ich bleibe auch ohne Zigaretten

in jeder Lage

ruhig und gelassen.

Mein Tag 42 als Nichtraucher. Beschreibe deinen Tag.

Zum Beispiel: Welche Momente waren schwierig, welche problemlos?
Was habe ich dagegen getan? Wieviel Geld konnte ich sparen? ...etc.

_____

_____

_____

_____

_____

_____

_____

_____

_____

_____

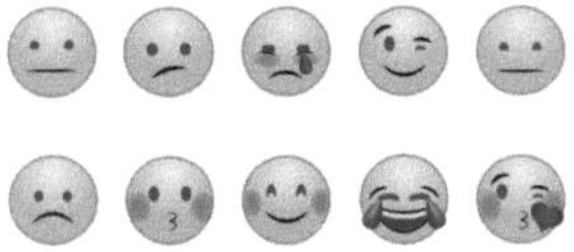

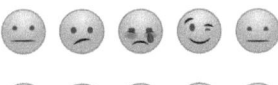

Wie hast du dich heute gefühlt?

	Stark	Mittel	Schwach
Nikotinentzug	☐	☐	☐
(Schlechte Konzentration; Hektik, Aufregung, Unruhe)			
Allgemeinbefinden	☐	☐	☐
(Mutlosigkeit, Bedrücktheit, Verzweiflung)			
Verlangen	☐	☐	☐
(Zwang, Bedürfnis)			

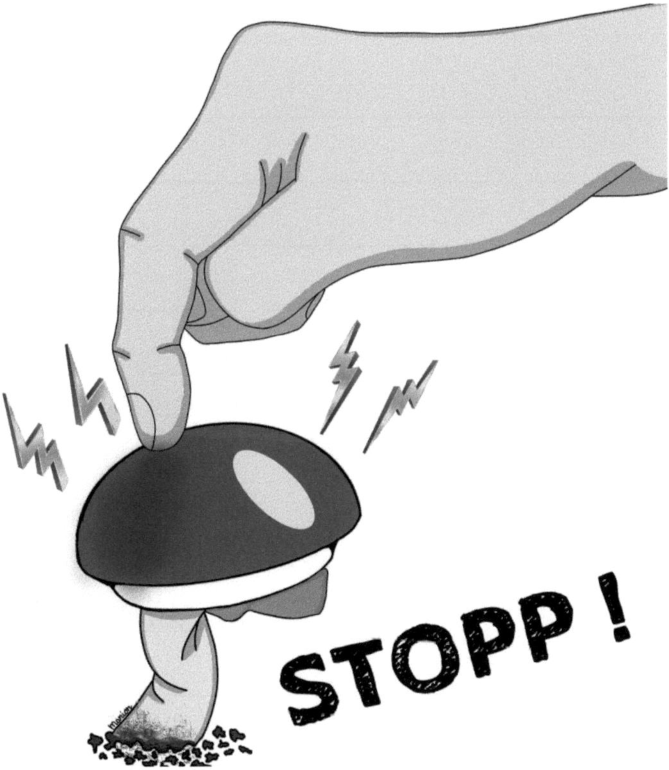

STOPP !

Mein Atem

riecht nicht mehr

nach stinkendem, kaltem Rauch.

Mein Tag **43** als Nichtraucher. Beschreibe deinen Tag.

Zum Beispiel: Welche Momente waren schwierig, welche problemlos?
Was habe ich dagegen getan? Wieviel Geld konnte ich sparen?...etc.

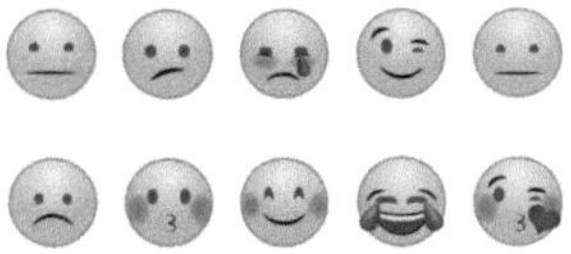

Wie hast du dich heute gefühlt?

	Stark	**Mittel**	Schwach
Nikotinentzug (Schlechte Konzentration; Hektik, Aufregung, Unruhe)	☐	☐	☐
Allgemeinbefinden (Mutlosigkeit, Bedrücktheit, Verzweiflung)	☐	☐	☐
Verlangen (Zwang, Bedürfnis)	☐	☐	☐

Einen Vorsprung
im Leben der hat,
wer da anpackt,
wo die anderen erst
einmal reden.

John F. Kennedy

Ich fühle mich von meiner Familie,

meinen Freunden oder von Fremden nicht mehr

sozial geächtet oder als Mensch zweiter Klasse.

Mein Tag **44** als Nichtraucher. Beschreibe deinen Tag.

Zum Beispiel: Welche Momente waren schwierig, welche problemlos?
Was habe ich dagegen getan? Wieviel Geld konnte ich sparen?...etc.

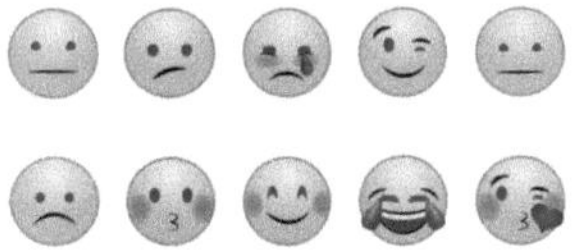

Wie hast du dich heute gefühlt?

	Stark	**Mittel**	Schwach
Nikotinentzug	☐	☐	☐
(Schlechte Konzentration; Hektik, Aufregung, Unruhe)			
Allgemeinbefinden	☐	☐	☐
(Mutlosigkeit, Bedrücktheit,Verzweiflung)			
Verlangen	☐	☐	☐
(Zwang, Bedürfnis)			

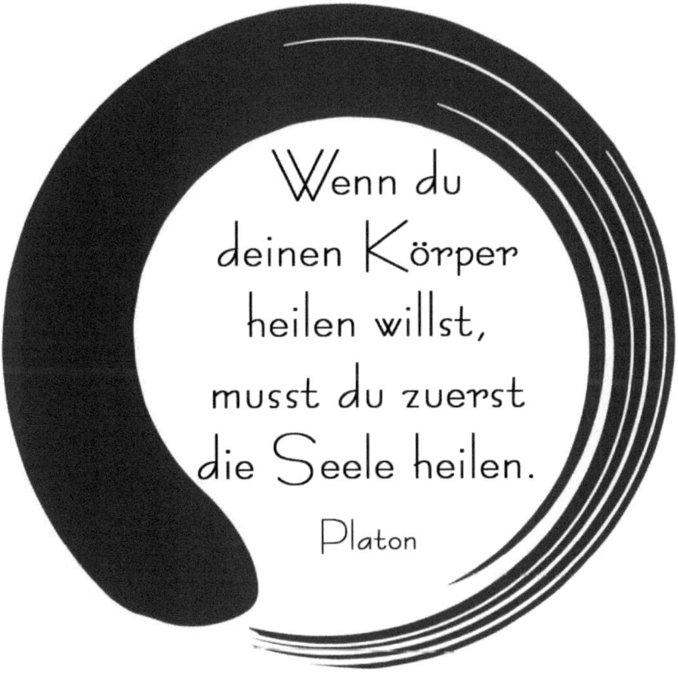

Wenn du
deinen Körper
heilen willst,
musst du zuerst
die Seele heilen.

Platon

> Leute schütteln nicht mehr
> mit dem Kopf oder werfen
> mir abfällige Blicke zu.

Mein Tag 45 als Nichtraucher. Beschreibe deinen Tag.

Zum Beispiel: Welche Momente waren schwierig, welche problemlos?
Was habe ich dagegen getan? Wieviel Geld konnte ich sparen? ...etc.

_____

_____

_____

_____

_____

_____

_____

_____

_____

_____

_____

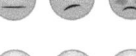

Wie hast du dich heute gefühlt?

	Stark	Mittel	Schwach

Nikotinentzug

(Schlechte Konzentration; Hektik, Aufregung, Unruhe)

☐ ☐ ☐

Allgemeinbefinden

(Mutlosigkeit, Bedrücktheit, Verzweiflung)

☐ ☐ ☐

Verlangen

(Zwang, Bedürfnis)

☐ ☐ ☐

Zuerst
ignorieren sie dich,
dann lachen
sie über dich, dann
bekämpfen sie dich
und dann
gewinnst du.
Mahatma Gandhi

Es war mir immer peinlich,

vor meinen oder anderen Kindern

rauchen zu müssen. Das ist jetzt vorbei.

Mein Tag **46** *als Nichtraucher.* Beschreibe deinen Tag.

Zum Beispiel: Welche Momente waren schwierig, welche problemlos?
Was habe ich dagegen getan? Wieviel Geld konnte ich sparen?...etc.

_____

_____

_____

_____

_____

_____

_____

_____

_____

_____

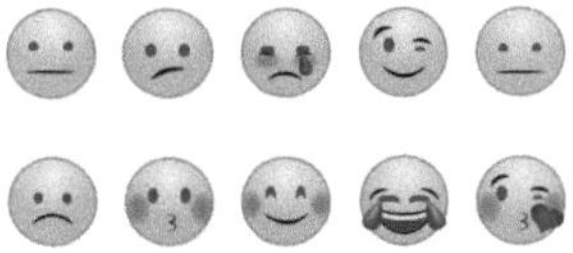

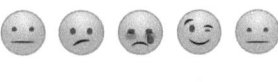

Wie hast du dich heute gefühlt?

	Stark	Mittel	Schwach
Nikotinentzug (Schlechte Konzentration; Hektik, Aufregung, Unruhe)	☐	☐	☐
Allgemeinbefinden (Mutlosigkeit, Bedrücktheit, Verzweiflung)	☐	☐	☐
Verlangen (Zwang, Bedürfnis)	☐	☐	☐

Man muss das Unmögliche versuchen, um das Mögliche zu erreichen.

Hermann Hesse

Ich belüge

mich nie wieder mit falschen Argumenten

(z. B.: Ich rauche gern).

Mein Tag **47** als Nichtraucher. Beschreibe deinen Tag.

Zum Beispiel: Welche Momente waren schwierig, welche problemlos?
Was habe ich dagegen getan? Wieviel Geld konnte ich sparen?...etc.

_____

_____

_____

_____

_____

_____

_____

_____

_____

_____

Wie hast du dich heute gefühlt?

	Stark	Mittel	Schwach
Nikotinentzug (Schlechte Konzentration; Hektik, Aufregung, Unruhe)	☐	☐	☐
Allgemeinbefinden (Mutlosigkeit, Bedrücktheit, Verzweiflung)	☐	☐	☐
Verlangen (Zwang, Bedürfnis)	☐	☐	☐

Mit dem Rauchen
aufzuhören bedeutet,
einen lächerlich
geringen Preis
für das zu bezahlen,
was du zurückbekommst.

J. Friese

Die Alternative des Dampfens kommt für mich nicht in Frage, denn mir ist klar, dass ich damit lediglich meine Sucht verlagere.

Mein Tag **48** als Nichtraucher. Beschreibe deinen Tag.

Zum Beispiel: Welche Momente waren schwierig, welche problemlos? Was habe ich dagegen getan? Wieviel Geld konnte ich sparen?...etc.

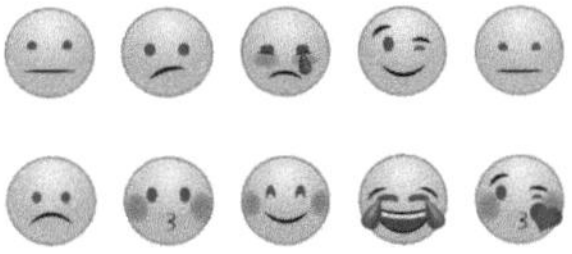

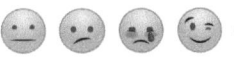

Wie hast du dich heute gefühlt?

	Stark	**Mittel**	Schwach
Nikotinentzug (Schlechte Konzentration; Hektik, Aufregung, Unruhe)	☐	☐	☐
Allgemeinbefinden (Mutlosigkeit, Bedrücktheit, Verzweiflung)	☐	☐	☐
Verlangen (Zwang, Bedürfnis)	☐	☐	☐

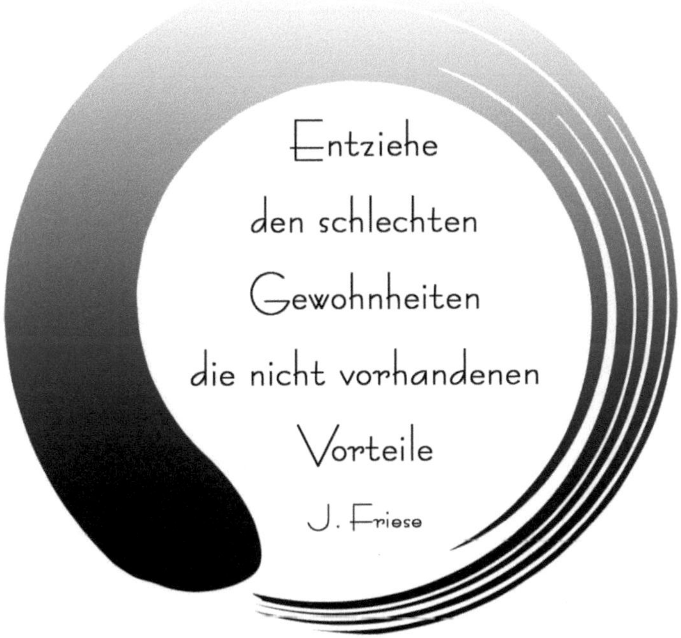

Entziehe
den schlechten
Gewohnheiten
die nicht vorhandenen
Vorteile

J. Friese

Ich strahle das Glück
und die Freude über mein neues Leben
ohne Zigarette in jedem Moment aus.

Mein Tag 49 als Nichtraucher. Beschreibe deinen Tag.

Zum Beispiel: Welche Momente waren schwierig, welche problemlos?
Was habe ich dagegen getan? Wieviel Geld konnte ich sparen? ...etc.

_____

_____

_____

_____

_____

_____

_____

_____

_____

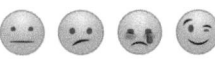

Wie hast du dich heute gefühlt?

	Stark	Mittel	Schwach
Nikotinentzug (Schlechte Konzentration; Hektik, Aufregung, Unruhe)	☐	☐	☐
Allgemeinbefinden (Mutlosigkeit, Bedrücktheit, Verzweiflung)	☐	☐	☐
Verlangen (Zwang, Bedürfnis)	☐	☐	☐

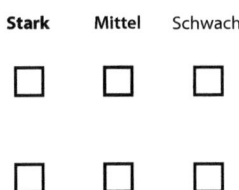

Wenn dir jemand erzählt, deine Idee sei verrückt, höre nicht auf ihn.

Michael Dell

Meine Geschmacks- und Geruchsrezeptoren

melden sich zurück.

Es schmeckt und riecht alles viel besser.

Mein Tag **50** als Nichtraucher. Beschreibe deinen Tag.

Zum Beispiel: Welche Momente waren schwierig, welche problemlos?
Was habe ich dagegen getan? Wieviel Geld konnte ich sparen?...etc.

_____

_____

_____

_____

_____

_____

_____

_____

_____

_____

Wie hast du dich heute gefühlt?

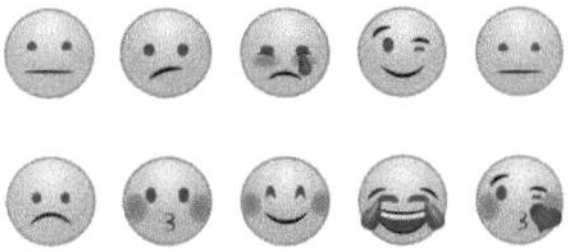

	Stark	**Mittel**	Schwach
Nikotinentzug (Schlechte Konzentration; Hektik, Aufregung, Unruhe)	☐	☐	☐
Allgemeinbefinden (Mutlosigkeit, Bedrücktheit, Verzweiflung)	☐	☐	☐
Verlangen (Zwang, Bedürfnis)	☐	☐	☐

Wer sich
entschlossen hat
zu kämpfen, sollte sich
auch entschließen
zu siegen.
Sir P. Ustinov

Mein Geld
löst sich nicht mehr nutzlos
und buchstäblich in Rauch auf.

Mein Tag 51 als Nichtraucher. Beschreibe deinen Tag.

Zum Beispiel: Welche Momente waren schwierig, welche problemlos?
Was habe ich dagegen getan? Wieviel Geld konnte ich sparen?...etc.

_____

_____

_____

_____

_____

_____

_____

_____

_____

_____

_____

Wie hast du dich heute gefühlt?

	Stark	**Mittel**	Schwach
Nikotinentzug (Schlechte Konzentration; Hektik, Aufregung, Unruhe)	☐	☐	☐
Allgemeinbefinden (Mutlosigkeit, Bedrücktheit, Verzweiflung)	☐	☐	☐
Verlangen (Zwang, Bedürfnis)	☐	☐	☐

Ich sage
dir nicht, dass
es leicht wird, ich
sage dir, dass es
sich lohnen wird.
Art Williams

Ich spare

sehr viel Geld

für weitaus sinnvollere Dinge.

Mein Tag **52** als Nichtraucher. Beschreibe deinen Tag.

Zum Beispiel: Welche Momente waren schwierig, welche problemlos?
Was habe ich dagegen getan? Wieviel Geld konnte ich sparen? ...etc.

Wie hast du dich heute gefühlt?

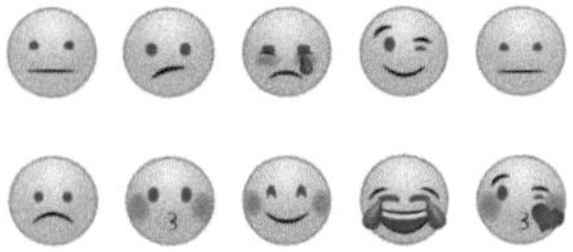

	Stark	**Mittel**	Schwach
Nikotinentzug (Schlechte Konzentration; Hektik, Aufregung, Unruhe)	☐	☐	☐
Allgemeinbefinden (Mutlosigkeit, Bedrücktheit, Verzweiflung)	☐	☐	☐
Verlangen (Zwang, Bedürfnis)	☐	☐	☐

Habe versucht,
nicht zu rauchen.
Mache Fortschritte.
Aber es ist gut,
die eigene
Erbärmlichkeit
zu kennen.

Leo Tolstoi

Ich muss nie wieder nach meinem
Feuerzeug und meinen Zigaretten suchen,
was bislang das Wichtigste für mich war.

Mein Tag **53** als Nichtraucher. Beschreibe deinen Tag.

Zum Beispiel: Welche Momente waren schwierig, welche problemlos?
Was habe ich dagegen getan? Wieviel Geld konnte ich sparen?...etc.

Wie hast du dich heute gefühlt?

	Stark	Mittel	Schwach
Nikotinentzug (Schlechte Konzentration; Hektik, Aufregung, Unruhe)	☐	☐	☐
Allgemeinbefinden (Mutlosigkeit, Bedrücktheit,Verzweiflung)	☐	☐	☐
Verlangen (Zwang, Bedürfnis)	☐	☐	☐

Unser Träume
können wir erst dann
verwirklichen, wenn
wir uns entschließen,
einmal daraus
zu erwachen.

Josephine Baker

Ich habe

jetzt mehr Zeit

für wichtigere Dinge.

Mein Tag 54 als Nichtraucher. Beschreibe deinen Tag.

Zum Beispiel: Welche Momente waren schwierig, welche problemlos?
Was habe ich dagegen getan? Wieviel Geld konnte ich sparen?...etc.

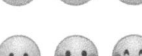

Wie hast du dich heute gefühlt?

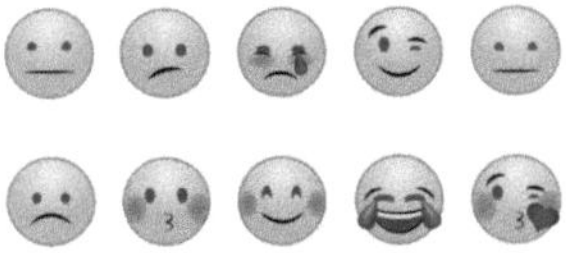

	Stark	Mittel	Schwach
Nikotinentzug (Schlechte Konzentration; Hektik, Aufregung, Unruhe)	☐	☐	☐
Allgemeinbefinden (Mutlosigkeit, Bedrücktheit, Verzweiflung)	☐	☐	☐
Verlangen (Zwang, Bedürfnis)	☐	☐	☐

Sobald du deinen
Autopiloten für das
Rauchen ausgeschaltet hast,
wirst du dich fragen,
warum du dich all die Jahre
von deinem Nikotintyrannen
an der Nase hast
herumführen lassen.

J. Friese

121

Ich meistere alle Probleme,

wie jeder Nichtraucher

in derselben Situation.

Mein Tag **55** *als Nichtraucher.* Beschreibe deinen Tag.

Zum Beispiel: Welche Momente waren schwierig, welche problemlos?
Was habe ich dagegen getan? Wieviel Geld konnte ich sparen? ...etc.

_____

_____

_____

_____

_____

_____

_____

_____

_____

_____

_____

Wie hast du dich heute gefühlt?

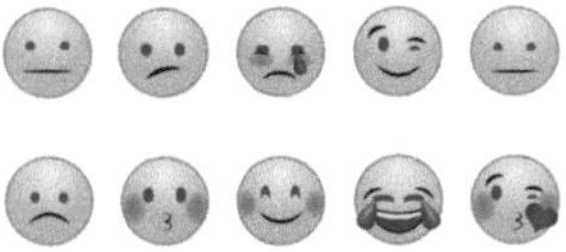

	Stark	Mittel	Schwach
Nikotinentzug	☐	☐	☐
(Schlechte Konzentration; Hektik, Aufregung, Unruhe)			
Allgemeinbefinden	☐	☐	☐
(Mutlosigkeit, Bedrücktheit, Verzweiflung)			
Verlangen	☐	☐	☐
(Zwang, Bedürfnis)			

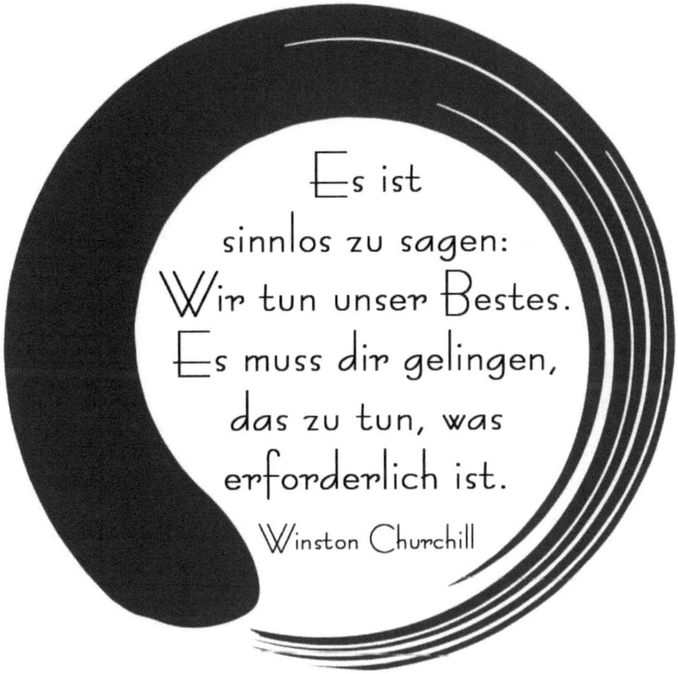

Es ist
sinnlos zu sagen:
Wir tun unser Bestes.
Es muss dir gelingen,
das zu tun, was
erforderlich ist.
Winston Churchill

> Brandlöcher im Auto, in Möbeln,
>
> Teppichen und Kleiderstücken
>
> gehören der Vergangenheit an.

Mein Tag **56** als Nichtraucher. Beschreibe deinen Tag.

Zum Beispiel: Welche Momente waren schwierig, welche problemlos?
Was habe ich dagegen getan? Wieviel Geld konnte ich sparen?...etc.

_____

_____

_____

_____

_____

_____

_____

_____

_____

_____

_____

Wie hast du dich heute gefühlt?

	Stark	**Mittel**	Schwach

Nikotinentzug
(Schlechte Konzentration; Hektik, Aufregung, Unruhe)

☐ ☐ ☐

Allgemeinbefinden
(Mutlosigkeit, Bedrücktheit,Verzweiflung)

☐ ☐ ☐

Verlangen
(Zwang, Bedürfnis)

☐ ☐ ☐

> Klares Wissen
> über die Gefahren sowie
> Erkenntnis und Einsicht
> sind unumgänglich
> beim Ausstieg
> aus der Droge Nikotin.
>
> J. Friese

> Ohne den ständigen Suchtdruck
>
> kann ich mich viel besser
>
> konzentrieren.

Mein Tag 57 als Nichtraucher. Beschreibe deinen Tag.

Zum Beispiel: Welche Momente waren schwierig, welche problemlos?
Was habe ich dagegen getan? Wieviel Geld konnte ich sparen?...etc.

_____

_____

_____

_____

_____

_____

_____

_____

_____

_____

Wie hast du dich heute gefühlt?

	Stark	Mittel	Schwach
Nikotinentzug (Schlechte Konzentration; Hektik, Aufregung, Unruhe)	☐	☐	☐
Allgemeinbefinden (Mutlosigkeit, Bedrücktheit, Verzweiflung)	☐	☐	☐
Verlangen (Zwang, Bedürfnis)	☐	☐	☐

Ein Optimist findet immer einen Weg. Ein Pessimist findet immer eine Sackgasse.

Napoleon Hill

Ich bin wesentlich leistungsfähiger,

weil der dauernde Stress des Rauchens

vorbei ist.

Mein Tag **58** als Nichtraucher. Beschreibe deinen Tag.

Zum Beispiel: Welche Momente waren schwierig, welche problemlos?
Was habe ich dagegen getan? Wieviel Geld konnte ich sparen?...etc.

_____

_____

_____

_____

_____

_____

_____

_____

_____

_____

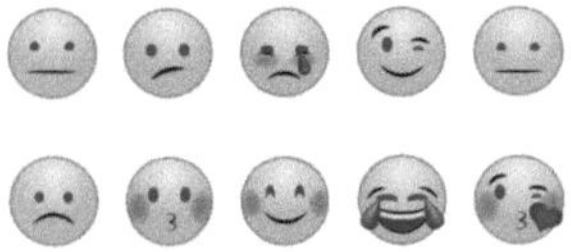

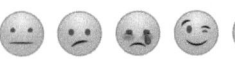

Wie hast du dich heute gefühlt?

	Stark	Mittel	Schwach

Nikotinentzug

(Schlechte Konzentration; Hektik, Aufregung, Unruhe)

☐ ☐ ☐

Allgemeinbefinden

(Mutlosigkeit, Bedrücktheit, Verzweiflung)

☐ ☐ ☐

Verlangen

(Zwang, Bedürfnis)

☐ ☐ ☐

Achtsamkeit
in Kombination mit
einer gezielten Absicht,
mit körperlicher und
geistiger Ausgeglichenheit
sowie mit den richtigen Leitsätzen
bilden die effektivste
Kraftquelle
beim Rauchstopp.

J. Friese

Es ist mir jetzt vollkommen egal,
ob das Rauchen an bestimmten Orten
erlaubt ist oder nicht.

Mein Tag 59 als Nichtraucher. Beschreibe deinen Tag.

Zum Beispiel: Welche Momente waren schwierig, welche problemlos?
Was habe ich dagegen getan? Wieviel Geld konnte ich sparen? ...etc.

_____

_____

_____

_____

_____

_____

_____

_____

_____

_____

Wie hast du dich heute gefühlt?

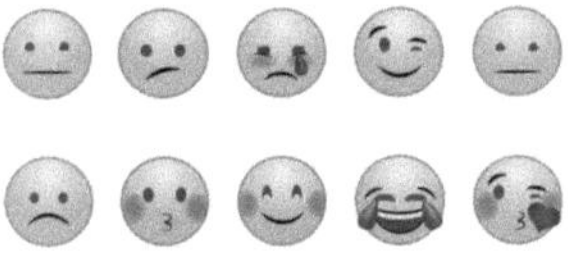

	Stark	**Mittel**	Schwach
Nikotinentzug (Schlechte Konzentration; Hektik, Aufregung, Unruhe)	☐	☐	☐
Allgemeinbefinden (Mutlosigkeit, Bedrücktheit, Verzweiflung)	☐	☐	☐
Verlangen (Zwang, Bedürtnis)	☐	☐	☐

Jeder

von uns

hat nur

ein Leben.

Mark Aureilius

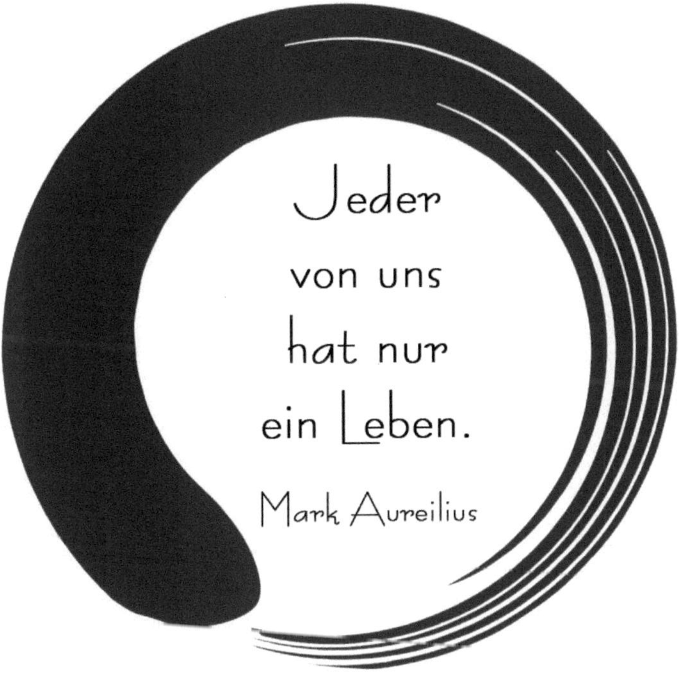

Meine Zweifel,

ob ich endlich besser aufhören sollte oder

vielleicht lieber nicht, sind endgültig vorbei.

Mein Tag **60** als Nichtraucher. Beschreibe deinen Tag.

Zum Beispiel: Welche Momente waren schwierig, welche problemlos?
Was habe ich dagegen getan? Wieviel Geld konnte ich sparen?....etc.

Wie hast du dich heute gefühlt?

	Stark	Mittel	Schwach
Nikotinentzug (Schlechte Konzentration; Hektik, Aufregung, Unruhe)	☐	☐	☐
Allgemeinbefinden (Mutlosigkeit, Bedrücktheit, Verzweiflung)	☐	☐	☐
Verlangen (Zwang, Bedürfnis)	☐	☐	☐

Nicht, weil es
so schwer ist, wagen wir
es nicht, sondern,
weil wir es nicht wagen,
ist so schwer.

Lucius Annaeus Seneca

Es ist unwichtig,

wenn die Zigaretten

mal wieder teurer werden.

Mein Tag 61 als Nichtraucher. Beschreibe deinen Tag.

Zum Beispiel: Welche Momente waren schwierig, welche problemlos?
Was habe ich dagegen getan? Wieviel Geld konnte ich sparen? ...etc.

_____

_____

_____

_____

_____

_____

_____

_____

_____

_____

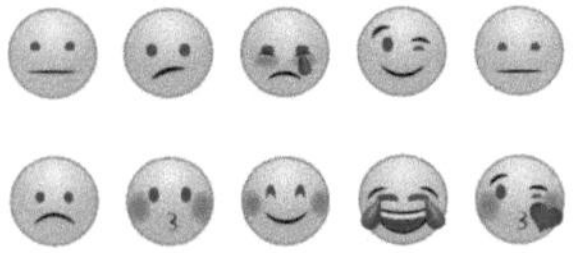

Wie hast du dich heute gefühlt?

	Stark	Mittel	Schwach
Nikotinentzug (Schlechte Konzentration; Hektik, Aufregung, Unruhe)	☐	☐	☐
Allgemeinbefinden (Mutlosigkeit, Bedrücktheit,Verzweiflung)	☐	☐	☐
Verlangen (Zwang, Bedürfnis)	☐	☐	☐

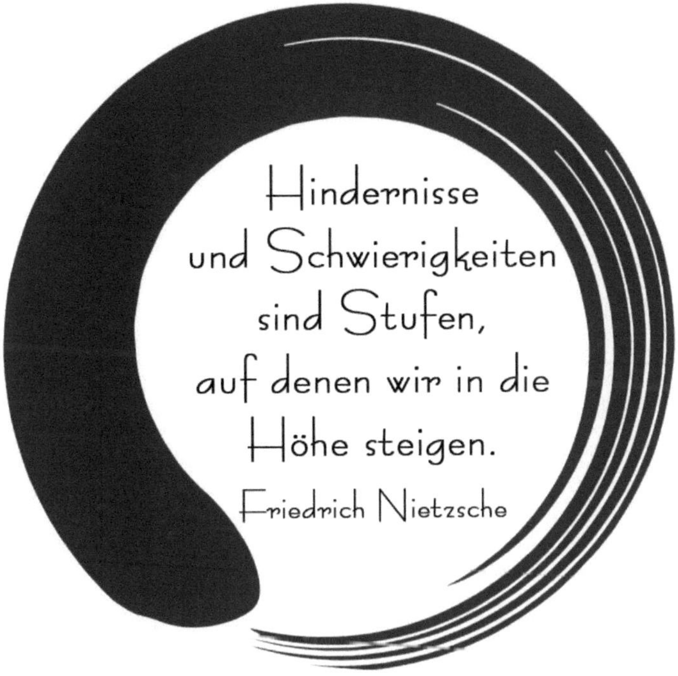

Hindernisse
und Schwierigkeiten
sind Stufen,
auf denen wir in die
Höhe steigen.
Friedrich Nietzsche

> Es ist mir vollkommen gleichgültig,
>
> wenn keine Zigaretten
>
> mehr im Haus sind.

Mein Tag 62 als Nichtraucher. Beschreibe deinen Tag.

Zum Beispiel: Welche Momente waren schwierig, welche problemlos?
Was habe ich dagegen getan? Wieviel Geld konnte ich sparen?...etc.

_____

_____

_____

_____

_____

_____

_____

_____

_____

_____

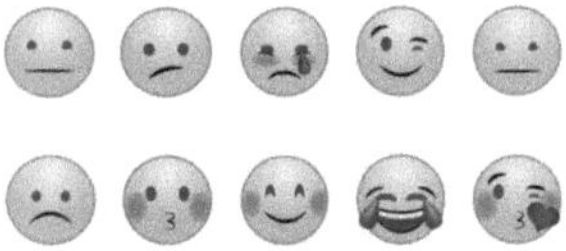

Wie hast du dich heute gefühlt?

	Stark	**Mittel**	Schwach
Nikotinentzug (Schlechte Konzentration; Hektik, Aufregung, Unruhe)	☐	☐	☐
Allgemeinbefinden (Mutlosigkeit, Bedrücktheit, Verzweiflung)	☐	☐	☐
Verlangen (Zwang, Bedürfnis)	☐	☐	☐

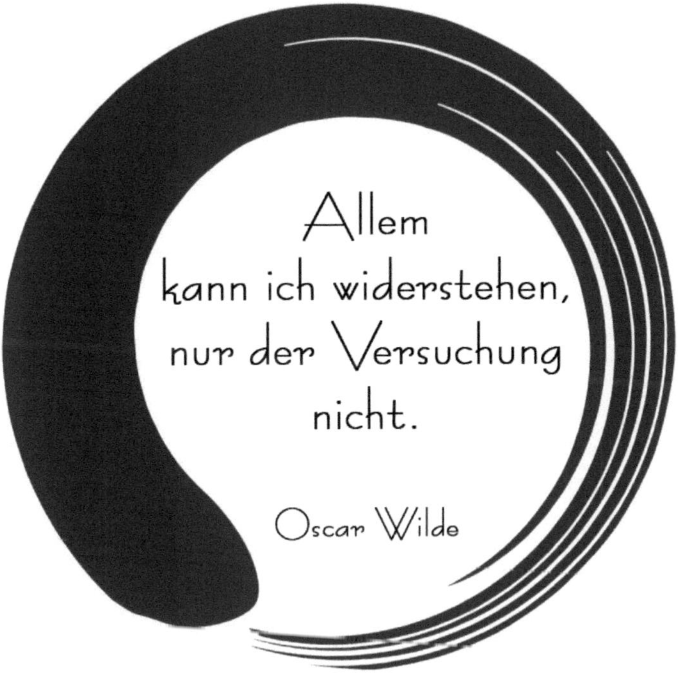

Allem
kann ich widerstehen,
nur der Versuchung
nicht.

Oscar Wilde

Der Staat verdient
keinen Cent Tabaksteuer
mehr an mir.

Mein Tag 63 als Nichtraucher. Beschreibe deinen Tag.

Zum Beispiel: Welche Momente waren schwierig, welche problemlos?
Was habe ich dagegen getan? Wieviel Geld konnte ich sparen? ...etc.

_____

_____

_____

_____

_____

_____

_____

_____

_____

_____

Wie hast du dich heute gefühlt?

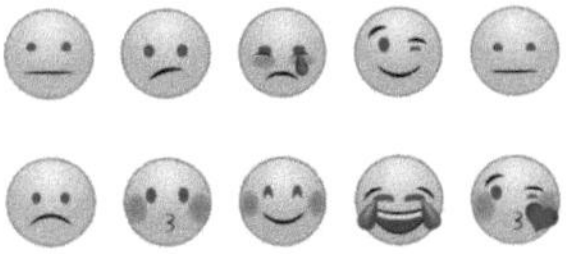

	Stark	Mittel	Schwach
Nikotinentzug (Schlechte Konzentration; Hektik, Aufregung, Unruhe)	☐	☐	☐
Allgemeinbefinden (Mutlosigkeit, Bedrücktheit, Verzweiflung)	☐	☐	☐
Verlangen (Zwang, Bedürfnis)	☐	☐	☐

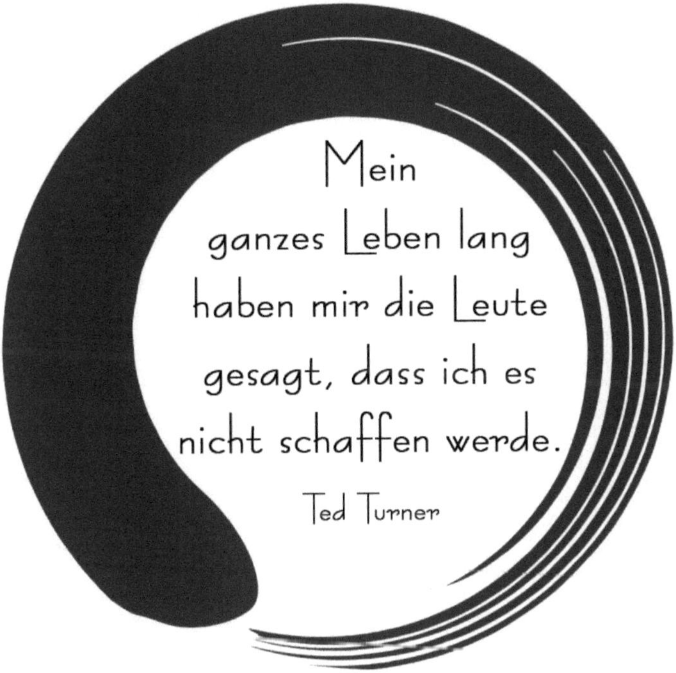

> Mein ganzes Leben lang haben mir die Leute gesagt, dass ich es nicht schaffen werde.
>
> Ted Turner

Ich weiß,

dass das Rauchen aufgeben

keinen Verlust darstellt.

Mein Tag **64** als Nichtraucher. Beschreibe deinen Tag.

Zum Beispiel: Welche Momente waren schwierig, welche problemlos?
Was habe ich dagegen getan? Wieviel Geld konnte ich sparen? ...etc.

_____

_____

_____

_____

_____

_____

_____

_____

_____

_____

Wie hast du dich heute gefühlt?

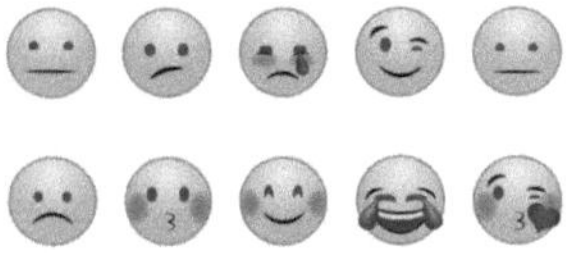

	Stark	Mittel	Schwach
Nikotinentzug	☐	☐	☐
Allgemeinbefinden	☐	☐	☐
Verlangen	☐	☐	☐

Nikotinentzug
(Schlechte Konzentration; Hektik, Aufregung, Unruhe)

Allgemeinbefinden
(Mutlosigkeit, Bedrücktheit,Verzweiflung)

Verlangen
(Zwang, Bedürfnis)

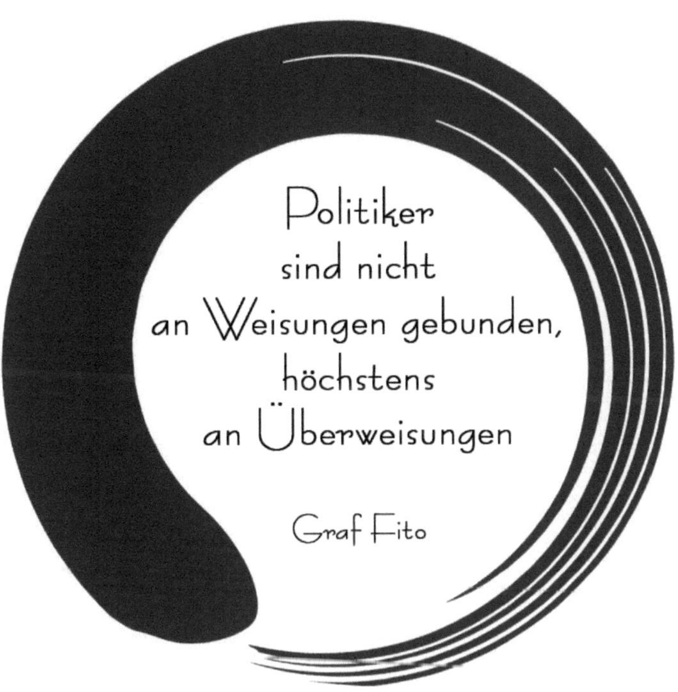

Politiker
sind nicht
an Weisungen gebunden,
höchstens
an Überweisungen

Graf Fito

Es gibt keine Leere in meinem Leben. Ich bin über jeden Zweifel erhaben und davon überzeugt: Das Rauchen ist falsch. Nicht zu rauchen ist richtig.

Mein Tag **65** als Nichtraucher. Beschreibe deinen Tag.

Zum Beispiel: Welche Momente waren schwierig, welche problemlos? Was habe ich dagegen getan? Wieviel Geld konnte ich sparen?...etc.

_____

_____

_____

_____

_____

_____

_____

_____

_____

_____

Wie hast du dich heute gefühlt?

	Stark	**Mittel**	Schwach
Nikotinentzug (Schlechte Konzentration; Hektik, Aufregung, Unruhe)	☐	☐	☐
Allgemeinbefinden (Mutlosigkeit, Bedrücktheit, Verzweiflung)	☐	☐	☐
Verlangen (Zwang, Bedürfnis)	☐	☐	☐

Mitleid bekommt man geschenkt. Neid muss man sich verdienen.

Robert Lembke

143

Ich hatte die Wahl und die richtige Entscheidung getroffen. Ich will noch etwas von meinem Leben haben und deshalb rauche ich nie wieder.

Mein Tag **66** als Nichtraucher. Beschreibe deinen Tag.

Zum Beispiel: Welche Momente waren schwierig, welche problemlos? Was habe ich dagegen getan? Wieviel Geld konnte ich sparen?...etc.

_____

_____

_____

_____

_____

_____

_____

_____

_____

_____

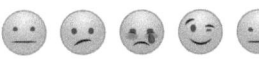

Wie hast du dich heute gefühlt?

	Stark	Mittel	Schwach
	☐	☐	☐

Nikotinentzug
(Schlechte Konzentration; Hektik, Aufregung, Unruhe)

Allgemeinbefinden
(Mutlosigkeit, Bedrücktheit, Verzweiflung)

Verlangen
(Zwang, Bedürfnis)

Sei du selbst
die Veränderung,
die du dir wünschst
für diese Welt.

Mahatma Gandhi

Ich beabsichtige von ganzem Herzen,

für die Kinder

ein Vorbild zu sein.

Mein Tag 67 als Nichtraucher. Beschreibe deinen Tag.

Zum Beispiel: Welche Momente waren schwierig, welche problemlos?
Was habe ich dagegen getan? Wieviel Geld konnte ich sparen?...etc.

_____

_____

_____

_____

_____

_____

_____

_____

_____

Wie hast du dich heute gefühlt?

	Stark	Mittel	Schwach
Nikotinentzug (Schlechte Konzentration; Hektik, Aufregung, Unruhe)	☐	☐	☐
Allgemeinbefinden (Mutlosigkeit, Bedrücktheit,Verzweiflung)	☐	☐	☐
Verlangen (Zwang, Bedürfnis)	☐	☐	☐

Menschen mit
einer Idee gelten
solange als Spinner,
bis sich die Sache
durchgesetzt hat.
Mark Twain

Keine Liebeserklärungen mehr
an das Rauchen. Ich decke alle falschen und
heuchlerischen Raucherargumente auf.

Mein Tag **68** als Nichtraucher. Beschreibe deinen Tag.

Zum Beispiel: Welche Momente waren schwierig, welche problemlos?
Was habe ich dagegen getan? Wieviel Geld konnte ich sparen?...etc.

Wie hast du dich heute gefühlt?

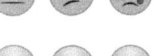

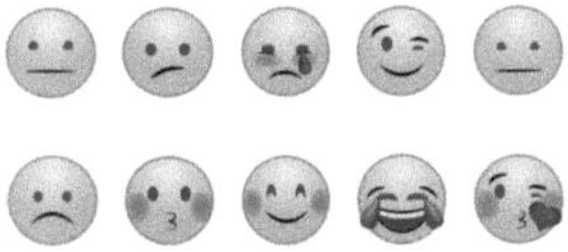

	Stark	**Mittel**	Schwach

Nikotinentzug
(Schlechte Konzentration; Hektik, Aufregung, Unruhe)

☐ ☐ ☐

Allgemeinbefinden
(Mutlosigkeit, Bedrücktheit, Verzweiflung)

☐ ☐ ☐

Verlangen
(Zwang, Bedürfnis)

☐ ☐ ☐

Ausdauer und
Entschlossenheit sind
zwei Eigenschaften, die
bei jedem Unternehmen
den Erfolg sichern.
Leo Graf Tolstoi

Ich verharmlose das Rauchen nicht mehr,

indem ich mir einrede, ich sei

weniger gefährdet, als die anderen Raucher.

Mein Tag 69 als Nichtraucher. Beschreibe deinen Tag.

Zum Beispiel: Welche Momente waren schwierig, welche problemlos?
Was habe ich dagegen getan? Wieviel Geld konnte ich sparen? ...etc.

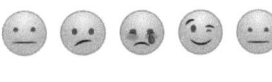

Wie hast du dich heute gefühlt?

	Stark	**Mittel**	Schwach
Nikotinentzug (Schlechte Konzentration; Hektik, Aufregung, Unruhe)	☐	☐	☐
Allgemeinbefinden (Mutlosigkeit, Bedrücktheit, Verzweiflung)	☐	☐	☐
Verlangen (Zwang, Bedürfnis)	☐	☐	☐

> Entscheidend ist nicht,
> was für einen Punch du
> im Boxkampf hast.
> Entscheidend für den
> Sieg ist, wie oft du
> nach einer Niederlage wieder
> in den Ring gehst."
>
> Sylvester Stallone

Ich lasse keine Ausreden mehr gelten,

die mir die üble Lizenz

zum Weiterrauchen bieten.

Mein Tag **70** als Nichtraucher. Beschreibe deinen Tag.

Zum Beispiel: Welche Momente waren schwierig, welche problemlos?
Was habe ich dagegen getan? Wieviel Geld konnte ich sparen? ...etc.

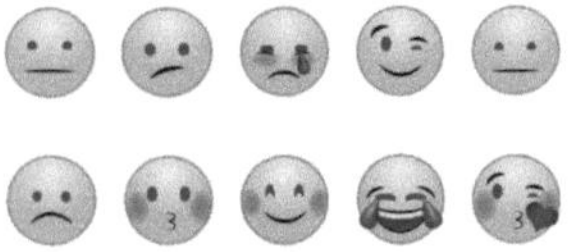

Wie hast du dich heute gefühlt?

	Stark	Mittel	Schwach
Nikotinentzug (Schlechte Konzentration; Hektik, Aufregung, Unruhe)	☐	☐	☐
Allgemeinbefinden (Mutlosigkeit, Bedrücktheit, Verzweiflung)	☐	☐	☐
Verlangen (Zwang, Bedürfnis)	☐	☐	☐

Es gibt
mehr Leute,
die kapitulieren,
als solche,
die scheitern.

Henry Ford

> Ich trage meine Liste mit Gründen,
>
> warum ich nicht mehr rauche,
>
> immer bei mir.

Mein Tag *71* als Nichtraucher. Beschreibe deinen Tag.

Zum Beispiel: Welche Momente waren schwierig, welche problemlos?
Was habe ich dagegen getan? Wieviel Geld konnte ich sparen? ...etc.

_____

_____

_____

_____

_____

_____

_____

_____

_____

_____

Wie hast du dich heute gefühlt?

	Stark	**Mittel**	Schwach
	☐	☐	☐

Nikotinentzug
(Schlechte Konzentration; Hektik, Aufregung, Unruhe)

Allgemeinbefinden
(Mutlosigkeit, Bedrücktheit,Verzweiflung)

Verlangen
(Zwang, Bedürtnıs)

	Stark	Mittel	Schwach
Nikotinentzug	☐	☐	☐
Allgemeinbefinden	☐	☐	☐
Verlangen	☐	☐	☐

Wenn wir
alles täten,
wozu wir imstande sind,
würden wir uns
wahrscheinlich in Erstaunen
versetzen.

Thomas Alva Edison

155

Ein Nichtraucher

ist kein

Feindbild mehr.

Mein Tag 72 als Nichtraucher. Beschreibe deinen Tag.

Zum Beispiel: Welche Momente waren schwierig, welche problemlos?
Was habe ich dagegen getan? Wieviel Geld konnte ich sparen? ...etc.

_____

_____

_____

_____

_____

_____

_____

_____

_____

_____

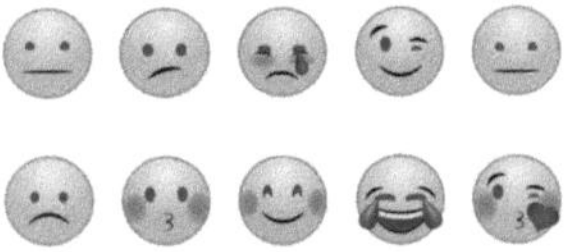

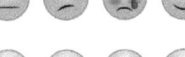 

Wie hast du dich heute gefühlt?

	Stark	Mittel	Schwach
Nikotinentzug	☐	☐	☐
(Schlechte Konzentration; Hektik, Aufregung, Unruhe)			
Allgemeinbefinden	☐	☐	☐
(Mutlosigkeit, Bedrücktheit, Verzweiflung)			
Verlangen	☐	☐	☐
(Zwang, Bedürfnis)			

Dem Geist
sind keine Grenzen
gesetzt außer denen,
die wir als solche
anerkennen.

Napoleon Hill

Ich habe die Befreiung

aus der Tyrannei des Nikotins als einen

tiefen Herzenswunsch in mir reifen lassen.

Mein Tag 73 als Nichtraucher. Beschreibe deinen Tag.

Zum Beispiel: Welche Momente waren schwierig, welche problemlos?
Was habe ich dagegen getan? Wieviel Geld konnte ich sparen? ...etc.

_____

_____

_____

_____

_____

_____

_____

_____

_____

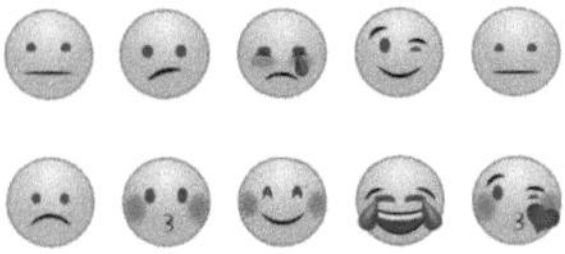

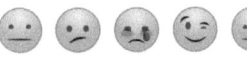

Wie hast du dich heute gefühlt?

	Stark	**Mittel**	Schwach
Nikotinentzug (Schlechte Konzentration; Hektik, Aufregung, Unruhe)	☐	☐	☐
Allgemeinbefinden (Mutlosigkeit, Bedrücktheit, Verzweiflung)	☐	☐	☐
Verlangen (Zwang, Bedürfnis)	☐	☐	☐

Noch
eine
Drei-Kilometer-Zigarette
und dann
der letzte Zug.

Manfred Hinrich,
Philosoph

Ich betrachte das Rauchen nicht mehr als Belohnung, sondern als eine grausame und gefährliche Bestrafung meines Körpers und meines Geistes.

Mein Tag 74 als Nichtraucher. Beschreibe deinen Tag.

Zum Beispiel: Welche Momente waren schwierig, welche problemlos? Was habe ich dagegen getan? Wieviel Geld konnte ich sparen? ...etc.

Wie hast du dich heute gefühlt?

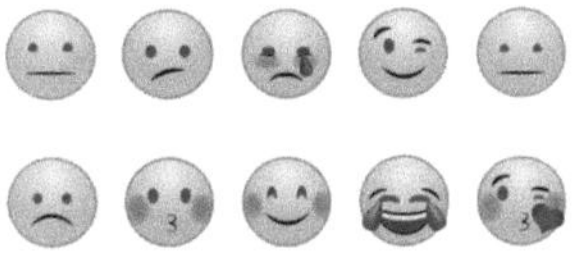

	Stark	**Mittel**	Schwach
Nikotinentzug (Schlechte Konzentration; Hektik, Aufregung, Unruhe)	☐	☐	☐
Allgemeinbefinden (Mutlosigkeit, Bedrücktheit,Verzweiflung)	☐	☐	☐
Verlangen (Zwang, Bedürfnis)	☐	☐	☐

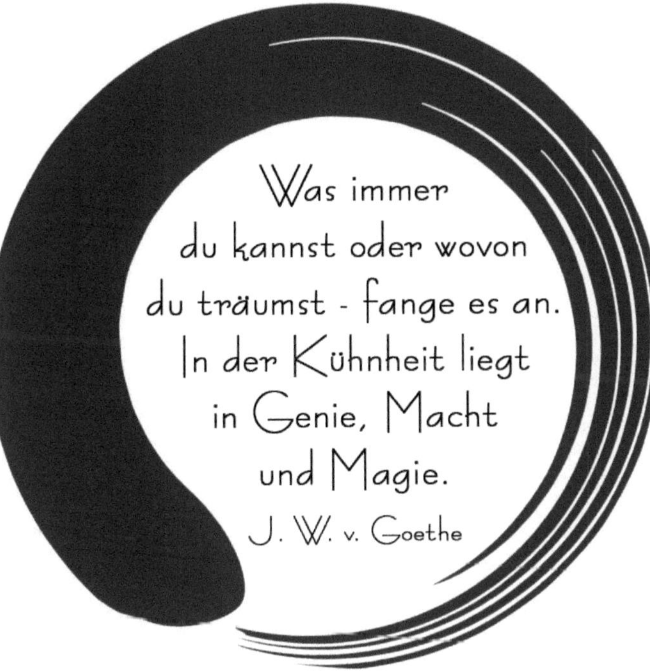

Was immer
du kannst oder wovon
du träumst - fange es an.
In der Kühnheit liegt
in Genie, Macht
und Magie.
J. W. v. Goethe

161

> Ich gebe Zigaretten keine
> einzigartige Bedeutung oder Kosenamen
> wie „Ziggi" oder „Kippchen" mehr.

Mein Tag 75 als Nichtraucher. Beschreibe deinen Tag.

Zum Beispiel: Welche Momente waren schwierig, welche problemlos?
Was habe ich dagegen getan? Wieviel Geld konnte ich sparen? ...etc.

_____

_____

_____

_____

_____

_____

_____

_____

_____

_____

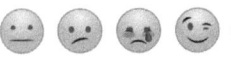

Wie hast du dich heute gefühlt?

	Stark	**Mittel**	Schwach
Nikotinentzug (Schlechte Konzentration; Hektik, Aufregung, Unruhe)	☐	☐	☐
Allgemeinbefinden (Mutlosigkeit, Bedrücktheit,Verzweiflung)	☐	☐	☐
Verlangen (Zwang, Bedürfnis)	☐	☐	☐

Politik ist nur
der Spielraum,
den die Wirtschaft
ihr lässt.

Dieter Hildebrandt

Ich bin raus aus dem Modus

„Autopilot"

und darauf bin ich stolz.

Mein Tag **76** als Nichtraucher. Beschreibe deinen Tag.

Zum Beispiel: Welche Momente waren schwierig, welche problemlos?
Was habe ich dagegen getan? Wieviel Geld konnte ich sparen?...etc.

_____

_____

_____

_____

_____

_____

_____

_____

_____

_____

Wie hast du dich heute gefühlt?

	Stark	Mittel	Schwach
Nikotinentzug (Schlechte Konzentration; Hektik, Aufregung, Unruhe)	☐	☐	☐
Allgemeinbefinden (Mutlosigkeit, Bedrücktheit,Verzweiflung)	☐	☐	☐
Verlangen (Zwang, Bedürfnis)	☐	☐	☐

Was immer
der menschliche Geist
sich vorstellen und woran
immer er glauben kann,
das kann er auch
vollbringen.

Napoleon Hill

Ich betrachte das Rauchen

ab jetzt mit Neidlosigkeit

und einer guten Portion Mitleid.

Mein Tag 77 als Nichtraucher. Beschreibe deinen Tag.

Zum Beispiel: Welche Momente waren schwierig, welche problemlos?
Was habe ich dagegen getan? Wieviel Geld konnte ich sparen? ...etc.

_____

_____

_____

_____

_____

_____

_____

_____

_____

_____

_____

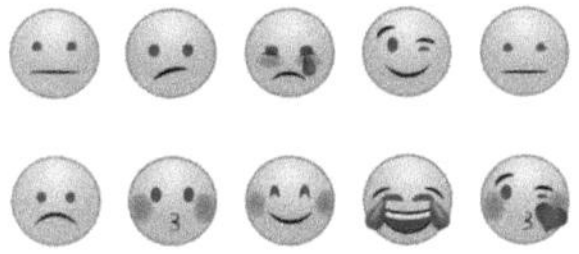

Wie hast du dich heute gefühlt?

	Stark	**Mittel**	Schwach
Nikotinentzug (Schlechte Konzentration; Hektik, Aufregung, Unruhe)	☐	☐	☐
Allgemeinbefinden (Mutlosigkeit, Bedrücktheit, Verzweiflung)	☐	☐	☐
Verlangen (Zwang, Bedürfnis)	☐	☐	☐

Es gibt nur
einen Erfolg -
das Leben nach seinen
eigenen Vorstellungen
leben zu können.

Christopher Morley

Mir ist klar, dass das Rauchen aufgeben
kein Opfer darstellt, sondern
eine totale Bereicherung in jeder Lebenslage ist.

Mein Tag **78** als Nichtraucher. Beschreibe deinen Tag.

Zum Beispiel: Welche Momente waren schwierig, welche problemlos?
Was habe ich dagegen getan? Wieviel Geld konnte ich sparen? ...etc.

Wie hast du dich heute gefühlt?

	Stark	Mittel	Schwach
Nikotinentzug (Schlechte Konzentration; Hektik, Aufregung, Unruhe)	☐	☐	☐
Allgemeinbefinden (Mutlosigkeit, Bedrücktheit, Verzweiflung)	☐	☐	☐
Verlangen (Zwang, Bedürfnis)	☐	☐	☐

Suche
nicht
nach Fehlern.
Suche nach
Lösungen.

Christopher Morley

> Ich bin stolz und freue mich
>
> über mein neues,
>
> gesundes Leben.

Mein Tag **79** als Nichtraucher. Beschreibe deinen Tag.

Zum Beispiel: Welche Momente waren schwierig, welche problemlos?
Was habe ich dagegen getan? Wieviel Geld konnte ich sparen? ...etc.

_____

_____

_____

_____

_____

_____

_____

_____

_____

Wie hast du dich heute gefühlt?

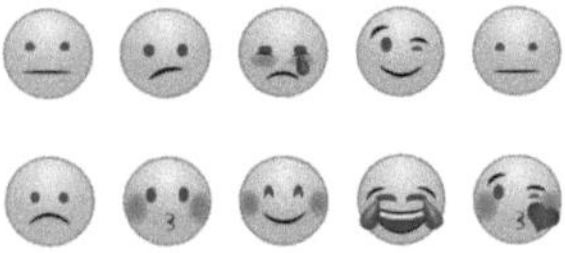

	Stark	**Mittel**	Schwach
Nikotinentzug (Schlechte Konzentration; Hektik, Aufregung, Unruhe)	☐	☐	☐
Allgemeinbefinden (Mutlosigkeit, Bedrücktheit,Verzweiflung)	☐	☐	☐
Verlangen (Zwang, Bedürfnis)	☐	☐	☐

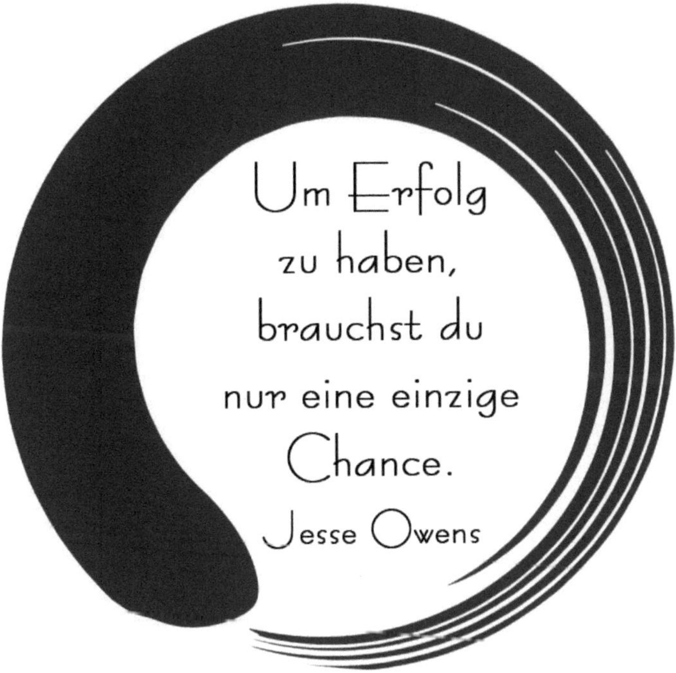

Um Erfolg zu haben, brauchst du nur eine einzige Chance.

Jesse Owens

Ich lasse keine Argumente

mehr gelten,

die für das Rauchen sprechen.

Mein Tag **80** als Nichtraucher. Beschreibe deinen Tag.

Zum Beispiel: Welche Momente waren schwierig, welche problemlos?
Was habe ich dagegen getan? Wieviel Geld konnte ich sparen?...etc.

_____

_____

_____

_____

_____

_____

_____

_____

_____

_____

Wie hast du dich heute gefühlt?

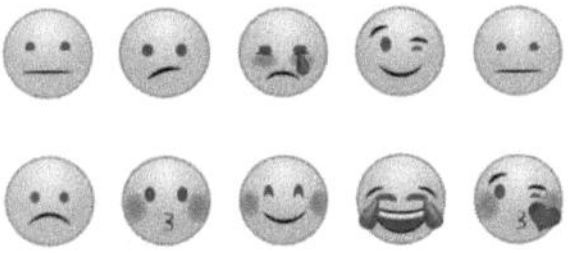

	Stark	**Mittel**	Schwach
Nikotinentzug (Schlechte Konzentration; Hektik, Aufregung, Unruhe)	☐	☐	☐
Allgemeinbefinden (Mutlosigkeit, Bedrücktheit,Verzweiflung)	☐	☐	☐
Verlangen (Zwang, Bedürfnis)	☐	☐	☐

In jede hohe
Freude mischt
sich eine Empfindung
der Dankbarkeit.

Marie von
Ebner-Eschenbach

Ich habe festgestellt,

dass der Rauchstopp mit Achtsamkeit

am besten funktioniert.

Mein Tag 81 als Nichtraucher. Beschreibe deinen Tag.

Zum Beispiel: Welche Momente waren schwierig, welche problemlos?
Was habe ich dagegen getan? Wieviel Geld konnte ich sparen?....etc.

_____

_____

_____

_____

_____

_____

_____

_____

_____

_____

Wie hast du dich heute gefühlt?

	Stark	**Mittel**	Schwach
Nikotinentzug (Schlechte Konzentration; Hektik, Aufregung, Unruhe)	☐	☐	☐
Allgemeinbefinden (Mutlosigkeit, Bedrücktheit, Verzweiflung)	☐	☐	☐
Verlangen (Zwang, Bedürfnis)	☐	☐	☐

Alle Träume
können wahr werden,

wenn wir
den Mut haben,
ihnen zu folgen.
Walt Disney

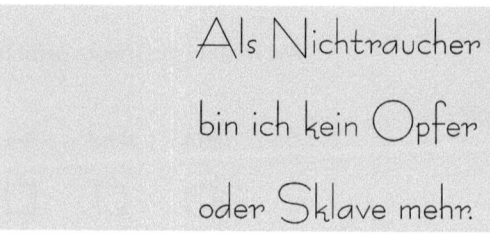

Als Nichtraucher
bin ich kein Opfer
oder Sklave mehr.

Mein Tag **82** als Nichtraucher. Beschreibe deinen Tag.

Zum Beispiel: Welche Momente waren schwierig, welche problemlos?
Was habe ich dagegen getan? Wieviel Geld konnte ich sparen?...etc.

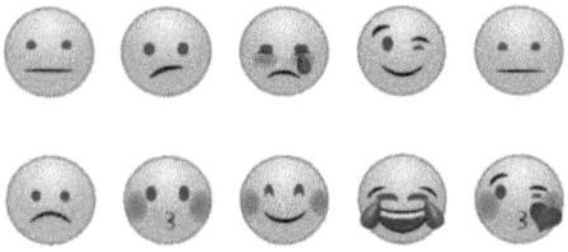

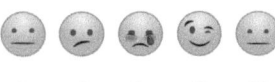

Wie hast du dich heute gefühlt?

	Stark	**Mittel**	Schwach
Nikotinentzug (Schlechte Konzentration; Hektik, Aufregung, Unruhe)	☐	☐	☐
Allgemeinbefinden (Mutlosigkeit, Bedrücktheit, Verzweiflung)	☐	☐	☐
Verlangen (Zwang, Bedürfnis)	☐	☐	☐

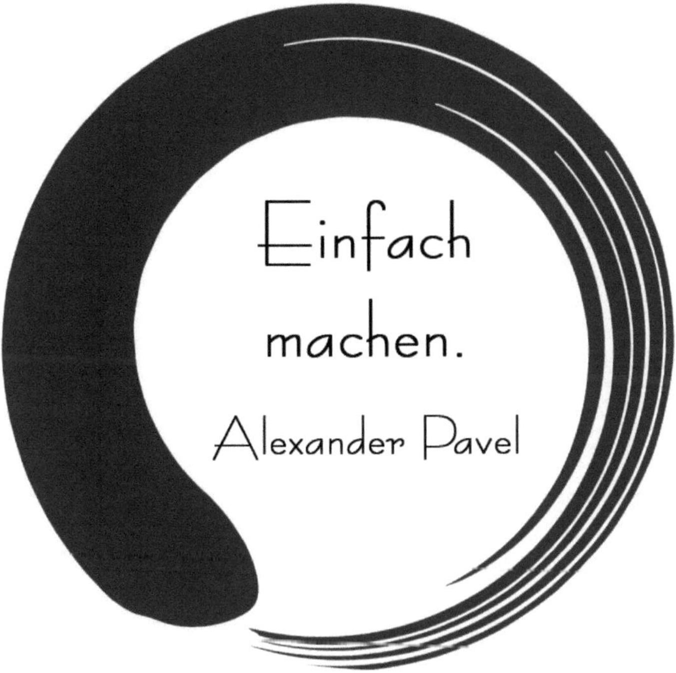

Einfach
machen.

Alexander Pavel

Ich verinnerliche

jeden Tag

die Vorteile des Nichtrauchens.

Mein Tag 83 als Nichtraucher. Beschreibe deinen Tag.

Zum Beispiel: Welche Momente waren schwierig, welche problemlos?
Was habe ich dagegen getan? Wieviel Geld konnte ich sparen? ...etc.

_____

_____

_____

_____

_____

_____

_____

_____

_____

_____

Wie hast du dich heute gefühlt?

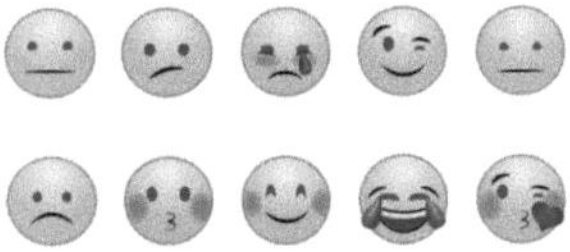

	Stark	**Mittel**	Schwach
Nikotinentzug (Schlechte Konzentration; Hektik, Aufregung, Unruhe)	☐	☐	☐
Allgemeinbefinden (Mutlosigkeit, Bedrücktheit, Verzweiflung)	☐	☐	☐
Verlangen (Zwang, Bedürfnis)	☐	☐	☐

Es scheint einen gewissen perversen menschlichen Geist zu geben, der gerne einfache Dinge kompliziert macht.

Warren Buffet

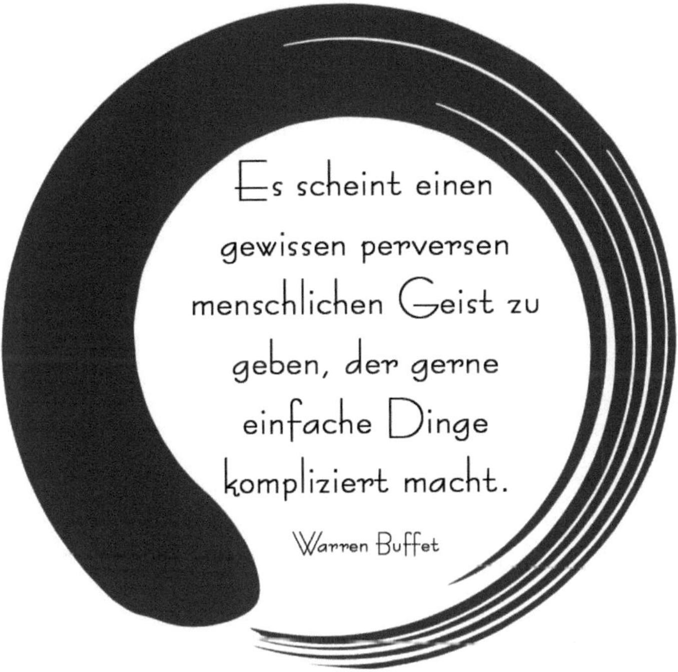

Ich interessiere mich begeistert

mit allen Sinnen für das, was beim Rauchstopp

mit meinem Körper und meiner Psyche passiert.

Mein Tag 84 als Nichtraucher. Beschreibe deinen Tag.

Zum Beispiel: Welche Momente waren schwierig, welche problemlos?
Was habe ich dagegen getan? Wieviel Geld konnte ich sparen?...etc.

_____

_____

_____

_____

_____

_____

_____

_____

_____

_____

_____

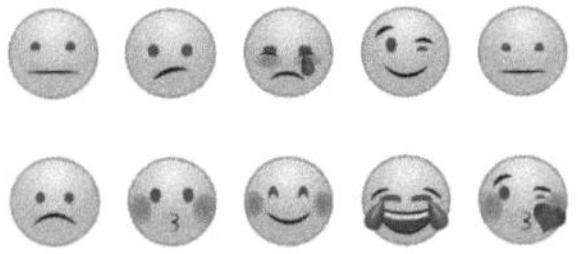

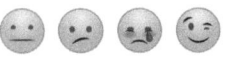

Wie hast du dich heute gefühlt?

	Stark	**Mittel**	Schwach
Nikotinentzug (Schlechte Konzentration; Hektik, Aufregung, Unruhe)	☐	☐	☐
Allgemeinbefinden (Mutlosigkeit, Bedrücktheit, Verzweiflung)	☐	☐	☐
Verlangen (Zwang, Bedürfnis)	☐	☐	☐

Die Kunst
ist, einmal mehr
aufzustehen,
als man
umgeworfen wird.
Winston Churchill

Ich bin glücklich und stolz,

denn ich habe definitiv die beste Entscheidung

meines Lebens getroffen.

Mein Tag **85** als Nichtraucher. Beschreibe deinen Tag.

Zum Beispiel: Welche Momente waren schwierig, welche problemlos?
Was habe ich dagegen getan? Wieviel Geld konnte ich sparen? ...etc.

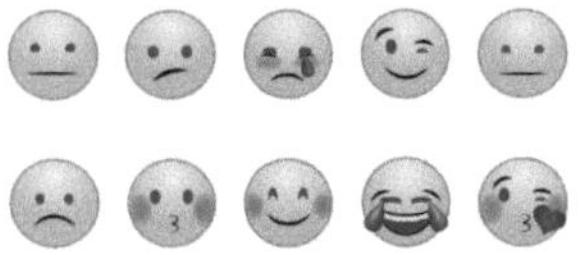

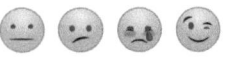

Wie hast du dich heute gefühlt?

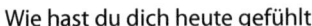

	Stark	**Mittel**	Schwach
Nikotinentzug	☐	☐	☐
(Schlechte Konzentration; Hektik, Aufregung, Unruhe)			
Allgemeinbefinden	☐	☐	☐
(Mutlosigkeit, Bedrücktheit,Verzweiflung)			
Verlangen	☐	☐	☐
(Zwang, Bedürfnis)			

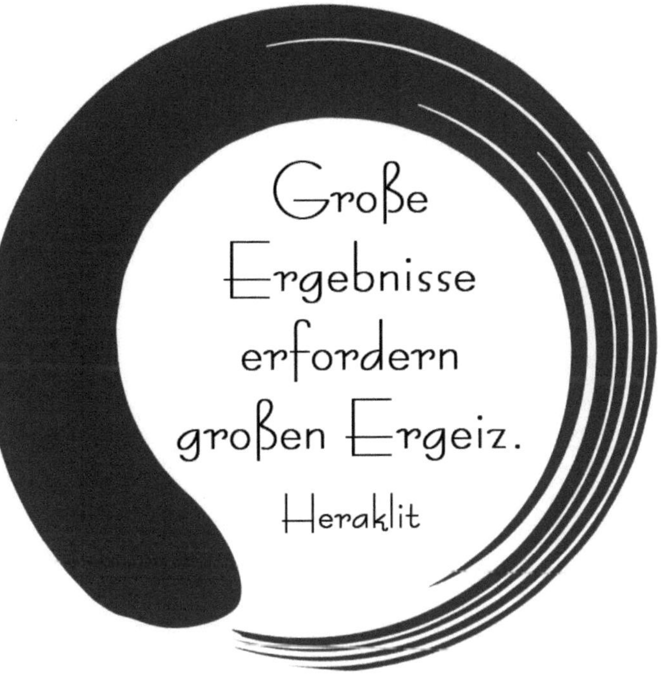

Große
Ergebnisse
erfordern
großen Ergeiz.

Heraklit

Ich lasse die Befreiung aus der Tyrannei des Nikotins als einen intensiven Herzenswunsch in mir reifen.

Mein Tag 86 als Nichtraucher. Beschreibe deinen Tag.

Zum Beispiel: Welche Momente waren schwierig, welche problemlos? Was habe ich dagegen getan? Wieviel Geld konnte ich sparen?...etc.

_____

_____

_____

_____

_____

_____

_____

_____

_____

_____

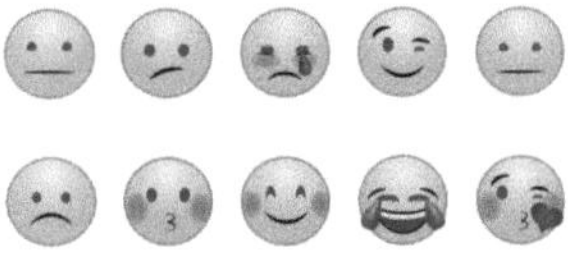

Wie hast du dich heute gefühlt?

	Stark	**Mittel**	Schwach
Nikotinentzug (Schlechte Konzentration; Hektik, Aufregung, Unruhe)	☐	☐	☐
Allgemeinbefinden (Mutlosigkeit, Bedrücktheit, Verzweiflung)	☐	☐	☐
Verlangen (Zwang, Bedürfnis)	☐	☐	☐

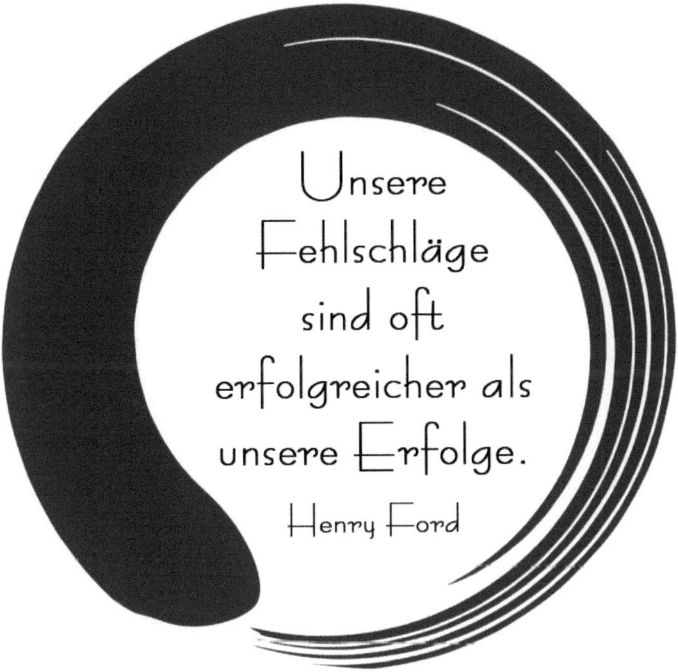

Unsere
Fehlschläge
sind oft
erfolgreicher als
unsere Erfolge.
Henry Ford

185

> Das Dopamin hatte mein Gehirn
> falsch verdrahtet. Das habe ich jetzt
> wieder umprogrammiert und bin frei.

Mein Tag 87 als Nichtraucher. Beschreibe deinen Tag.

Zum Beispiel: Welche Momente waren schwierig, welche problemlos?
Was habe ich dagegen getan? Wieviel Geld konnte ich sparen?...etc.

_____

_____

_____

_____

_____

_____

_____

_____

_____

_____

_____

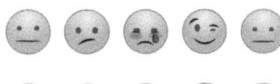

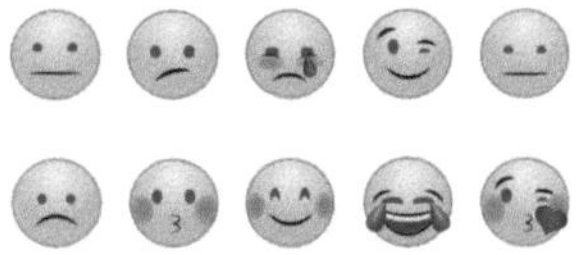

Wie hast du dich heute gefühlt?

	Stark	Mittel	Schwach
Nikotinentzug (Schlechte Konzentration; Hektik, Aufregung, Unruhe)	☐	☐	☐
Allgemeinbefinden (Mutlosigkeit, Bedrücktheit, Verzweiflung)	☐	☐	☐
Verlangen (Zwang, Bedürfnis)	☐	☐	☐

Ich kann
Versagen akzeptieren.
Jeder versagt mal.
Aber ich akzeptiere
nicht, es nicht versucht
zu haben.
Michael Jordan

> Der pawlowsche Reflex:
> Kaffee - da gehört doch eine Zigarette dazu,
> ist endgültig vorbei.

Mein Tag **88** als Nichtraucher. Beschreibe deinen Tag.

Zum Beispiel: Welche Momente waren schwierig, welche problemlos?
Was habe ich dagegen getan? Wieviel Geld konnte ich sparen?...etc.

_____

_____

_____

_____

_____

_____

_____

_____

_____

_____

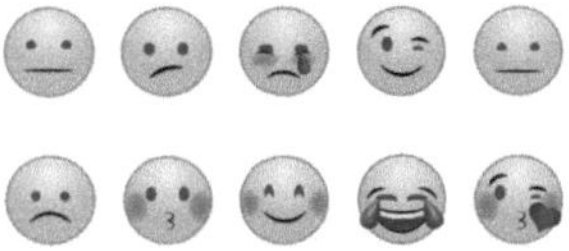

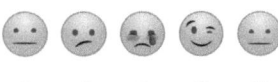

Wie hast du dich heute gefühlt?

	Stark	Mittel	Schwach

Nikotinentzug
(Schlechte Konzentration; Hektik, Aufregung, Unruhe)

☐ ☐ ☐

Allgemeinbefinden
(Mutlosigkeit, Bedrücktheit, Verzweiflung)

☐ ☐ ☐

Verlangen
(Zwang, Bedürfnis)

☐ ☐ ☐

Gib das,
was dir wichtig
ist nicht auf,
nur weil es nicht
einfach ist.

Albert Einstein

Seit dem Augenblick, als meine Vernunft ins Spiel kam, dreht sich alles um die Gründe, warum ich nicht mehr rauche.

Mein Tag 89 als Nichtraucher. Beschreibe deinen Tag.

Zum Beispiel: Welche Momente waren schwierig, welche problemlos? Was habe ich dagegen getan? Wieviel Geld konnte ich sparen?...etc.

_____

_____

_____

_____

_____

_____

_____

_____

_____

_____

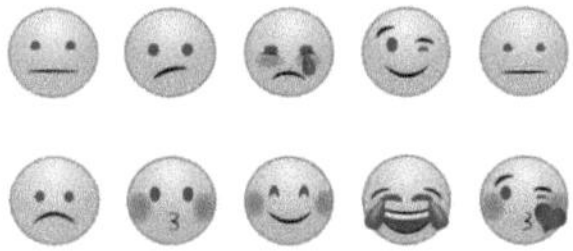

Wie hast du dich heute gefühlt?

	Stark	Mittel	Schwach

Nikotinentzug
(Schlechte Konzentration; Hektik, Aufregung, Unruhe)

☐ ☐ ☐

Allgemeinbefinden
(Mutlosigkeit, Bedrücktheit,Verzweiflung)

☐ ☐ ☐

Verlangen
(Zwang, Bedürfnis)

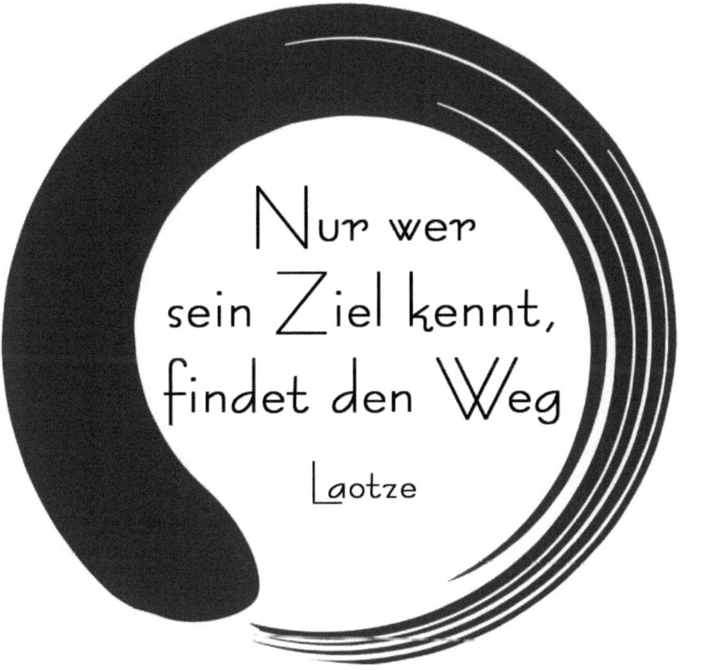

☐ ☐ ☐

Nur wer
sein Ziel kennt,
findet den Weg

Laotze

Als Raucher sendete mein Gehirn ständig die falschen Signale und ich hielt sie für korrekt. Das ist jetzt vorbei.

Mein Tag **90** als Nichtraucher. Beschreibe deinen Tag.

Zum Beispiel: Welche Momente waren schwierig, welche problemlos?
Was habe ich dagegen getan? Wieviel Geld konnte ich sparen? ...etc.

_____

_____

_____

_____

_____

_____

_____

_____

_____

_____

Wie hast du dich heute gefühlt?

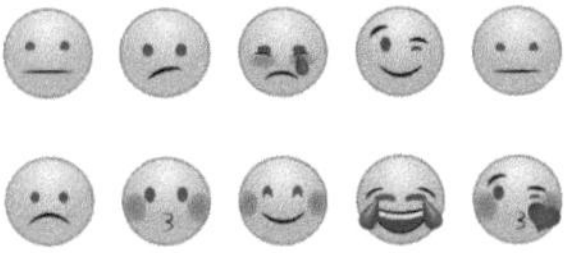

	Stark	Mittel	Schwach
Nikotinentzug (Schlechte Konzentration; Hektik, Aufregung, Unruhe)	☐	☐	☐
Allgemeinbefinden (Mutlosigkeit, Bedrücktheit, Verzweiflung)	☐	☐	☐
Verlangen (Zwang, Bedürfnis)	☐	☐	☐

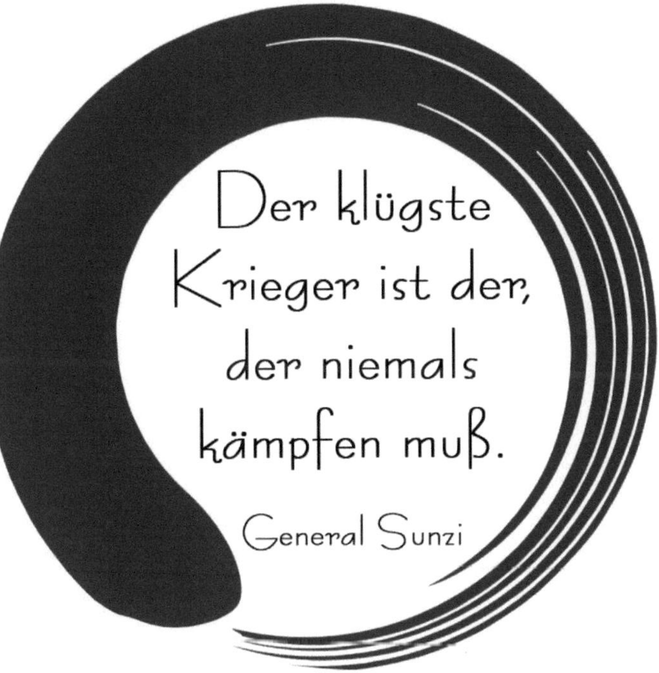

Der klügste
Krieger ist der,
der niemals
kämpfen muß.

General Sunzi

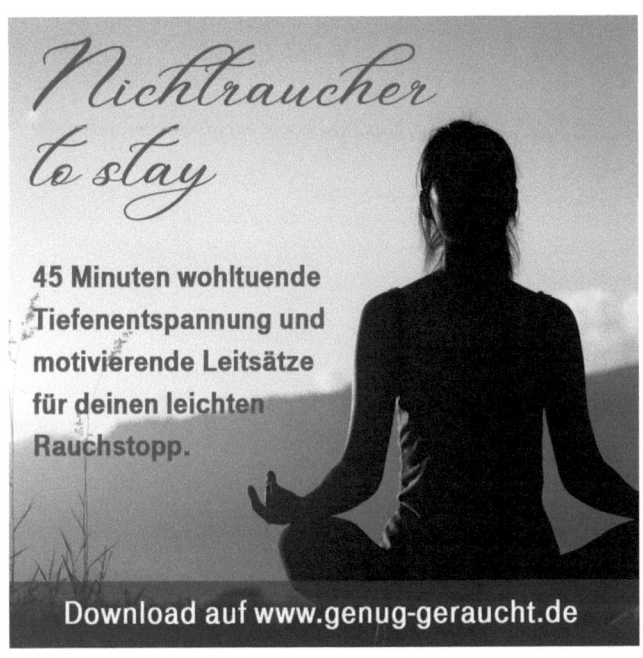

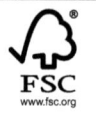